내 아이에게 대물림되는

엄마의
독 성

이나즈 노리히사 지음
윤혜림 옮김

전나무숲

편리함 속에 숨겨진
인공화학물질의 실체

우리는 플라스틱, 의약품, 농약, 화장품, 합성세제, 건축자재, 액세서리 등 무수히 많은 화학제품 속에서 살고 있다. 화학물질로 만들어진 화학제품들이 우리의 의식주를 이룬 지 오래며, 이제는 일상생활에 없어서는 안 될 필수품이 되었다. 그만큼 화학제품의 장점은 대단하다. 가장 편리한 점은 가볍고 깨지지 않으며, 녹슬지 않는다는 것이다. 또한 외관상 아름답고 취급하기가 쉬우며, 폐기가 수월하다. 이렇듯 화학제품은 편리성을 앞세워 그 수와 종류가 나날이 늘어만 가고 있다.

인간을 비롯해 자연계에 존재하는 동식물에도 화학물질은 존재한다. 포도당, 아미노산, 지방산, 탄수화물, 단백질, 지질, 핵산과 같은 화학물질은 인간의 신체를 구성한다. 세균이 만들어내는 엔

테로톡신(enterotoxin, 화농성포도상구균 따위의 세균이 장이나 식품 속에서 번식하여 만드는 독소)이나 곰팡이가 만들어내는 페니실린도 화학물질에 속한다.

인체에 미치는 화학물질의 유해성은 그 화학물질이 몸속에 어느 정도의 용량(농도)으로 존재하는지에 달려 있다. 예를 들어 콜레스테롤은 체내에 적당한 농도로 존재하면 스테로이드 호르몬의 원료로 매우 유익한 역할을 하지만, 그 농도가 일정 수준을 넘어서면 고지혈증을 일으켜 유해한 작용을 하는 화학물질로 바뀐다.

흔히 환경호르몬이라고 부르는 내분비계 장애물질은 그것에 노출된 사람뿐만 아니라 그 2세나 3세에게까지 유해한 영향을 미치기 때문에 '세대 전달 독성'이라는 현상을 초래한다. 석면을 흡입하면 발생하는 중피종(中皮腫, 중피에 발생한 종양)이나 폐암은 석면에 노출된 지 수십 년이 지나야 나타난다. 이는 상당한 시간이 지나야 독성이 모습을 드러내는 석면의 특성 때문이다.

화학물질의 독성은 노출 시기에 따라 다르게 나타난다. 진정·최면 작용을 하는 탈리도마이드(thalidomide)는 임신 초기에 입덧으로 인한 불쾌한 증상을 치료하는 데 사용됐다. 입덧이 일어나는 시기는 태아의 여러 장기가 형성되는 기관 형성기에 해당한다. 그런 중요한 시기에 화학물질이 들어 있는 약을 복용하면 심각한 부작용이 초래된다. 태아기에 작용하여 태아의 장기 형성에 영향을 미쳐 선천적인 기형을 유발하는 화학물질에는 탈리도마이드 같은 합성화학물질뿐만 아니라 천연 화학물질도 있다. 식물 알칼로이드인 사이클로파민(cyclopamine)은 동물 실험 결과 양에게 기형을 유발한다고 알려져 있다.

지구상에는 수많은 화학물질이 존재한다. 화학물질은 이미 우리의 생활 속 깊숙이 침투해 있기 때문에 더불어 살 수밖에 없다. 더 심각한 문제는 인체에 무해하다고 알려진 화학물질이 흡수 경로(입이나 기도 또는 피부를 통한 흡수)나 흡수량, 노출 시기, 건강 상태, 기후 등에 따라 심각한 해를 끼칠 수 있다는 사실이다.

이 책은 편리함 속에 감추어진 화학물질의 무시무시한 실상을 보여줄 것이다. 환경을 되살리고 나와 내 다음 세대의 건강과 미래를 지키는 데 많은 도움이 되기를 바란다.

이나즈 노리히사

차 례

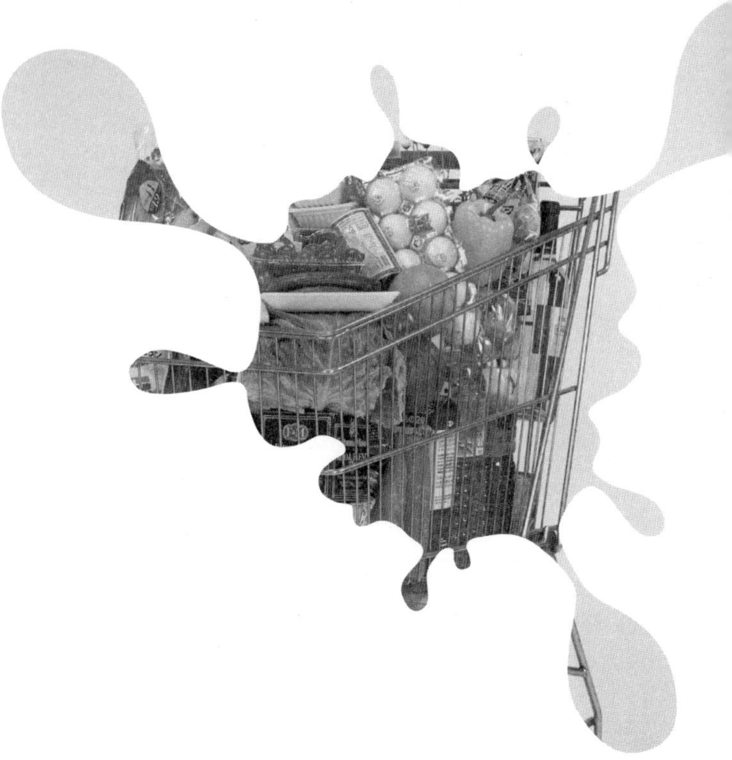

PART
1

눈에 보이지 않는
화학물질의 치명적 독성

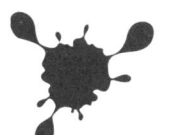

화학물질을 문제 삼는 이유

화학물질이 무엇인지 묻는다면 과연 어떤 대답들이 나올까? 플라스틱을 연상하는 사람도 있을 것이고, 시험관 속에서 부글거리는 약품을 떠올리는 사람도 있을 것이다. 또는 독약이나 농약을 연상하는 사람도 있을 것이다. 잠시 머뭇거리다가 합성세제같이 석유에서 추출해 만든 물질이 화학물질이라며 좀 더 구체적인 대답을 하는 이도 있을 것이다. 모두 정답이다. 그러나 완벽에 가까운 정답으로 간주하기에는 조금 부족하다.

이 책에서 말하는 내용들은 더 넓은 범위의 화학물질을 대상으로 한다. 인간을 비롯한 동식물과 미생물, 건축물, 의류, 식품, 화장품 같은 생활용품 등은 거의 모두 화학물질로 이루어져 있다. 인체의 구성 요소인 단백질 역시 화학물질이다. 한 예로 우리가 식사로 섭취하는 영양소도 화학물질이다.

그렇다면 우리는 왜 이처럼 친근한 화학물질을 문제 삼아야 하는 것일까? 현대인의 삶은 자연과 공존하는 형태에서 크게 벗어난 지 오래다. 오늘날의 사람들은 자연이 만든 물질 대신 인공적으로 만든 화학물질에 의존하며 살고 있다. 과거와는 비교할 수도 없을 만큼 엄청난 수와 종류의 화학물질로 둘러싸이게 된 것이다.

탄소(C), 수소(H), 산소(O), 질소(N), 황(S), 인(P)과 같은 원소로 이루어진 핵산, 단백질, 탄수화물 등의 화학물질은 인간을 비롯한 모든 생물의 생명 유지에 관여한다. 그중 핵산은 유전자 정보를 전달하는 DNA와 RNA를 구성한다.

핵산의 유전자 정보는 신체의 각 부분에 따라 어떤 단백질이 필요한지를 자세히 알려준다. 이 정보를 따라 단백질이 합성되어 근육과 장기, 피를 만든다. 이는 지구상에 존재하는 생물에게 공통적으로 일어나는 현상이다. 단백질은 생존에 필요한 모든 기능을 조절하는 화학물질이다. 생명은 핵산이라는 화학물질에서 시작해 단백질이라는 화학물질에 의해 성립된다.

생명 활동은 탄수화물이나 지방 같은 에너지원이 되는 화학물질과 산소, 수분에 의해 유지된다. 이 모든 것이 화학물질이다. 우리는 영양소로 화학물질을 신체에 공급하고, 몸속에서 화학물질을 생성하며, 몸 밖으로 화학물질을 배출한다. 즉 인간은 화학물질로 이루어진 생물인 것이다.

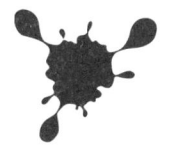

병을 일으키는 생활환경의 조성

석유를 원료로 하여 만드는 화학제품은 잘 부서지거나 깨지지 않고 가벼운 데다 저렴하기까지 하다. 게다가 쉽게 오염되지 않으며 내구성이 높다는 장점이 있다. 뿐만 아니라 천연원료로 만든 것보다 훨씬 더 취급하기가 쉽다.

석유를 이용해 화학물질을 합성하는 기술은 응용성이 풍부하기 때문에 한 가지 화학물질을 합성하는 데 성공하면 새로운 화학물질들이 연이어 개발된다. 분자구조를 조금만 바꾸어도 본래의 화학물질보다 더 기능이 뛰어난 화학물질을 만들 수 있기 때문이다. 점점 강한 접착제가 개발됐고, 어떤 오염도 세탁할 수 있는 합성세제가 만들어져 왔다.

석유의 장점은 대량생산과 대량소비에는 최적이다. 여기에 교

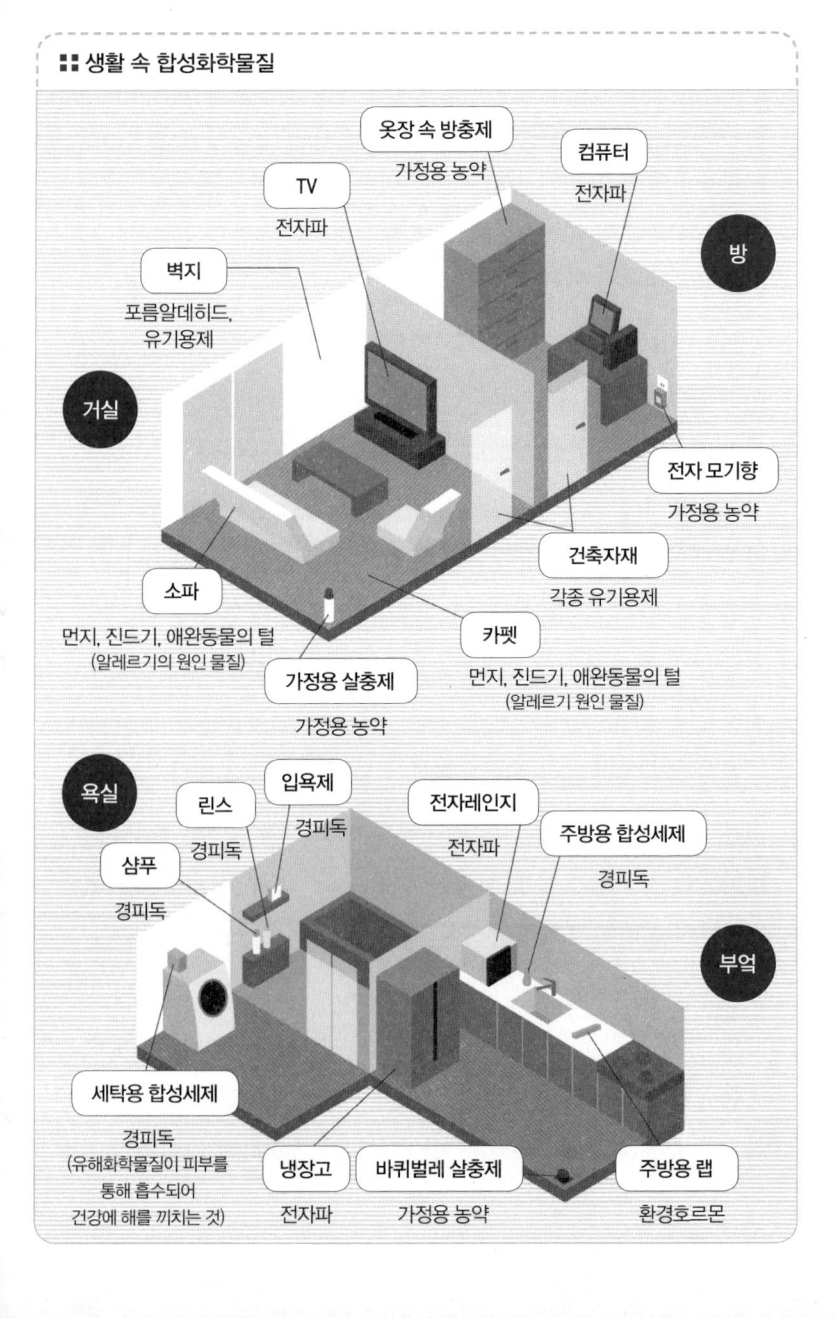

■■ 생활 속 합성화학물질

옷장 속 방충제
가정용 농약

컴퓨터
전자파

방

TV
전자파

벽지
포름알데히드,
유기용제

거실

전자 모기향
가정용 농약

건축자재
각종 유기용제

소파
먼지, 진드기, 애완동물의 털
(알레르기의 원인 물질)

카펫
먼지, 진드기, 애완동물의 털
(알레르기 원인 물질)

가정용 살충제
가정용 농약

욕실

린스
경피독

입욕제
경피독

전자레인지
전자파

주방용 합성세제
경피독

샴푸
경피독

부엌

세탁용 합성세제
경피독
(유해화학물질이 피부를
통해 흡수되어
건강에 해를 끼치는 것)

냉장고
전자파

바퀴벌레 살충제
가정용 농약

주방용 랩
환경호르몬

통수단과 통신수단 발달이 상승효과를 내면서 석유를 이용한 기술 개발에 박차를 가했다.

석유 덕분에 우리의 생활이 편리하고 쾌적해진 것은 부정할 수 없다. 이는 고작 100년도 채 안 되는 기간에 일어난 석유화학 분야의 비약적인 발전에서 비롯되었다.

그러나 1960년대 이후 석유에서 만들어진 화학물질들은 우리의 건강을 위험으로 몰아넣기 시작했다. 합성화학물질이 증가함에 따라 그와 동시에 알레르기질환자가 급격히 늘어났다. 또 암이나 심장병 같은 생활습관병이 만연하게 되었다. 이는 건강에 민감한 현대인에게 화학물질이 초래한 위기 상황을 잘 반영해준다.

화학물질과민증이라는 낯선 질병이 알려진 지 벌써 10여 년이 지났다. 다량의 농약을 살포한 미국의 한 지역에서 화학물질에 과민하게 반응하는 환자가 발생하면서 문제가 된 질병이다.

현재까지 알려진 바로는 특별한 치료약은 없다고 한다. 유일한 치료법이라고는 화학물질이 존재하지 않는 곳에서 생활하거나 화학물질을 차단하는 우주복 같은 것을 입고 지내는 것이 전부다. 화학물질이 전혀 존재하지 않는 곳이 있을 리 없으므로 발병자는 견디기 힘든 나날을 보내야 한다.

화학물질과민증의 주요 증상은 호흡부전, 심박수 항진, 부정맥, 발한, 경련, 몸이 떨리거나 움츠러듦, 신경장애, 호흡곤란 등이며 최악의 경우 사망에 이르기도 한다. 한 번 발병하면 극미량의 화학물질에도 반응하며 완치는 어렵다고 한다.

과도한 농약 사용뿐만 아니라 아파트 건설 붐이 초래한 새집(학교)증후군이 화학물질과민증을 유발하는 결정적인 방아쇠가 되었다. 화재 예방이나 안전성을 중시한 나머지 좁고 밀폐된 공간으로 구획한 건축물의 실내에는 건축자재에서 나오는 톨루엔이나 포름알데히드 같은 유해화학물질이 고농도로 존재한다. 마치 농약을 공중 살포한 듯 유해화학물질로 오염되어 있는 것이다.

발병자의 대다수는 이러한 공간에 장시간 머물렀던 주부, 노인, 어린이(영유아)들이다. 특히 화학물질에 대한 저항력이 약한 여성과 고령자, 어린이는 발병률이 더 높다.

요즘에는 아이들의 건강을 위해 과거에 석면을 사용했던 학교 건물을 개축하거나 유해한 건축자재를 사용하지 않으려고 노력을 기울이고 있다.

화학물질과민증은 개인의 수용 한계를 넘는 과도한 양의 화학물질에 노출되었을 때 발생한다. 새집증후군 외에도 흰개미 방제약제, 인근 지역의 농약 살포, 식품오염, 대기오염, 간접흡연 등이 그 원인으로 알려져 있다.

현대사회에서는 그 어느 누구도 화학물질의 영향을 받지 않고는 살 수 없다. 화학물질과민증은 누구에게나 일어날 수 있다는 뜻이다. 사회 전체가 유해화학물질을 만들지 않고 사용하지 않으려고 애쓰는 것만이 화학물질과민증을 예방하는 유일한 길이다.

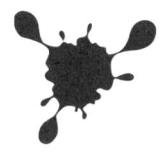

아이에게 대물림되는
세대 전달 독성

지금까지 만들어진 합성화학물질은 그 종류만도 1,000만 가지에 이른다고 한다. 그러나 합성화학물질은 본래 지구상에는 없던 물질이다. 편리하고 쾌적한 생활을 위해 개발했지만 문제는 부작용이 발생하고 있다는 점이다. 환경을 파괴하고 인간을 비롯한 생물에게 악영향을 끼치기 시작한 것이다. 이러한 합성화학물질의 유해 작용에 주목하기 시작한 것은 20세기 후반부터다.

1960년대에는 중대한 환경오염 사건이 세계 곳곳에서 일어났다. 유해화학물질을 함유한 제품이나 산업폐기물 때문에 수많은 사람들이 심각한 질병에 시달려야 했다. 문제가 되었던 화학물질들은 제조와 판매가 중지됐지만 그 영향은 지금도 계속되고 있다.

유해한 작용을 하거나 독성이 있는 화학물질 중에는 어느 정도

시간이 지나야 서서히 제 모습을 드러내는 것이 적지 않다. 몸속에 일정량이 축적돼야 유해성을 나타내는 것도 있다. 더욱이 석유에서 만들어진 화학물질은 축적되더라도 본래 성질을 그대로 유지하는 특징이 있다.

무엇보다 우려스러운 점은 엄마 몸속에 쌓인 화학물질의 독성이 아이에게로 대물림되는 현상이다. 필자는 이것을 세대 전달 독성(세대를 잇는 독성)이라고 부른다. 우리는 주변에서 부모보다 더 심한 알레르기 증상을 겪는 아이들을 흔히 볼 수 있다. 알레르기를 일으키는 요인인 세대 전달 독성이 이미 태내에서 아이에게 전해졌기 때문이다. 화학물질 때문에 일어난 질병을 고치려면 화학물질로 만든 의약품에 의존해야 하는 것 또한 현실이다. 그러나 이러한 악순환의 고리를 조금이라도 일찍 끊지 않는다면 조만간 인류의 존속마저 위협받게 될 것이다.

화학물질은 흡수 경로가 다양하기 때문에 독성이 미치는 영향도 여러 양상으로 나타난다. 독성을 조사할 때는 화학물질의 특성에 따라 몇 가지 다른 종류의 시험법을 이용한다. 독성시험은 과거에는 동물실험에 의존했지만 현재는 플레이트에서 배양한 세포를 이용하거나 컴퓨터로 독성(안전성)을 예측하는 방법을 사용한다. 화학물질의 독성은 시험법에 따라 단위를 정한다. 그 단위로 나타낸 수치를 보고 독성이나 안전성을 확인할 수 있다.

그러나 이러한 독성시험으로 알 수 있는 것은 일반적으로 단기

간 내에 독성이 발생하는 급성 독성과 장기간에 걸쳐 독성이 발생하는 만성 독성뿐이다. 화학물질이 생물에 나타내는 독성의 양상은 그뿐만이 아니다. 환경호르몬같이 극미량만으로도 인체의 호르몬 작용을 교란하는 것이 있는가 하면, 석면같이 긴 잠복기를 거친 후 독성이 나타나는 것도 있다. 또 방사선 물질처럼 염색체 자체에 영향을 미치는 것도 있다. 세대 전달 독성 역시 독성시험만으로는 알 수가 없다. 화학물질의 독성시험 결과가 그 물질의 안전성을 100% 입증하는 것은 아니라는 뜻이다.

:: 세대 전달 독성의 영향으로 의심되는 건강 장애

1 뇌에 나타나는 장애
신경계 장애, 뇌의 발달장애, 자폐증, 주의력결핍과잉행동장애, 정서 장애, 학습장애, 지능지수(IQ)의 저하 등

2 신체 이상
장기나 기관의 일부에 이상이나 변이가 발생한다.

3 생식기 이상
생식기 발육부전, 정자 수 감소, 정자의 이상, 난자의 이상, 요도하열, 정류고환 등

4 생식기에 나타나는 선천적 병인
정소암, 전립선암, 자궁암, 난소암, 유방암, 자궁내막증, 불임증 등의 선천적 병인

5 면역 기능 이상
알레르기질환, 아토피피부염, 기관지천식

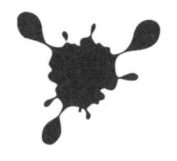

인류를 위협한
독성물질 사건들

공업화가 진행되면서 대기나 하천, 호수, 바다, 토양으로 방출된 화학물질들이 환경을 오염시키고 있다. 오염 지역에 사는 주민들과 주변의 야생동물들은 심각한 질병, 즉 공해병을 겪기도 한다.

공해병의 주범인 환경오염 사건이 1950~1960년대에 연달아 발생했다. 편리성만을 좇아 화학물질의 개발을 멈추지 않고 산업 폐기물을 함부로 버린 대가였다. 피해자 중에는 모체의 태내에서 화학물질의 영향을 받은 태아도 있었다.

환경오염 사건을 일으킨 원인 물질에 대해서는 제조법을 개선하고 적정 사용량을 지키기 위한 가이드라인을 마련하거나 경우에 따라서는 제조 및 사용을 금지하는 조치를 내리기도 했다. 그러나 그것만으로는 문제를 해결할 수 없다. 맹독성 화학물질이 여전히 남아 있기 때문이다. 아직 독성이 정확하게 밝혀지지 않은 화학물질이나 앞으로 개발할 화학물질들이 언제 어디서 얼마나 심각한 환경오염 사건을 일으킬지는 아무도 모른다.

미나마타병(유기수은)

1956년 일본 구마모토(熊本) 현의 미나마타(水俣) 연안에서 원인 불명의 신경증상을 호소하는 환자가 발생했다. 원인을 규명하기 까지는 오랜 시간이 걸렸지만 결국 1968년에 주식회사 칫소의 미나마타 공장에서 배출된 메틸수은화합물(유기수은)에 의한 중독 증상임이 밝혀졌다. 이를 미나마타병이라고 한다.

그 공장에서 아세트알데히드를 제조하는 과정에서 부산물로 발생한 메틸수은화합물이 미나마타 만으로 배출되어 그곳에 서식하는 어패류에 농축되었고, 이를 먹은 지역 주민들에게 미나마타병이 일어났다. 메틸수은은 체내에 들어오면 영양소와 함께 거의 모두 흡수되어 혈액으로 들어간 후 '혈관 – 뇌 관문'을 통과하고 중추신경계에 장애를 일으킨다. 주된 증상은 사지말단의 감각 장애, 소뇌성 운동실조증, 시야 협착, 중추성 안구운동 장애, 중추성 청력 장애, 중추성 평형기능 장애 등이다. 혈관 – 뇌 관문을 거뜬히 통과한 메틸수은은 태아를 보호하는 태반까지 통과한다. 임신 중에 메틸수은에 오염된 어류를 먹은 모체에서 태어난 아기에게서 뇌성소아마비와 유사한 증상이 나타났다.

모리나가 분유 비소중독 사건(비소)

일본에서 비소는 수은과 함께 '독물 및 극물에 관한 법률'에서 독물로 지정하고 있는 유해 금속이다. 공업 제조 과정에서는 화합물이 많이 생성되는데 그중 아비산이라는 비소화합물은 독성이 매우 강하다.

1955년에 일본에서 일어난 모리나가 분유 비소중독 사건은 1만 2,000명이 넘는 피해자와 130명의 사망자를 냈다. 분유의 안정화제로 사용한 제2인산나트륨(Na_2HPO_4)에 아비산(As_2O_3)이 섞여 들어간 것이 원인이었다. 비소가 들어 있는 분유를 마신 유아는 발열·설사·피부염·색소침착·식욕 부진·간 비대 등의 증상이 나타났고, 회복 후에도 난청·지적 장애·간질 발작·뇌파 이상 등의 후유증이 남았다.

욧카이치 천식(이산화유황)

1960년대부터 대규모 석유화학 공업단지로 발전해온 일본 미에(三重) 현 욧카이치(四日) 시에서는 같은 시기에 다수의 인근 주민들에게서 호흡기계 질환(천식, 만성 기관지염, 폐기종 등)이 급증하는 사태가 일어났다. 이러한 질환들은 욧카이치 천식이라고 불렸다. 환자가 발생한 지역은 이산화유황(SO_2)의 배출원이었고, 결국 이산화유황과 천식 발작 사이에 밀접한 관련이 있는 것으로 확인되었다.

이타이이타이병(카드뮴)

카드뮴은 많은 환경오염 문제로 유명해진 아연 광석에 함유된 금속이다. 카드뮴은 지금도 공업원료로 사용되는데, 가장 큰 문제는 체내에 오래 남아 만성 독성을 일으킨다는 점이다. 게다가 암을 유발하고 환경호르몬 작용을 하는 것으로 의심되고 있다.

일본 도야마(富山) 현 진즈(神通) 강 유역의 농촌에서 발생한 이타이이타이병은 1968년에 그 발병 원인이 공식적으로 발표되었다. 강 상류에 있던 미쓰이(三井) 금속광업 가미오카 광업소에서 배출한 카드뮴이 함유된 용수에 농산물, 어패류, 음용수가 오염된 것이 그 원인이었다. 이로 인해 수많은 주민들이 만성 카드뮴 중독으로 골연화증이 일어나 가벼운 충격에도 쉽게 뼈가 부러지고 밤낮을 가리지 않는 통증에 시달려야 했다.

> **:: 어패류의 수은 함유량**
>
> ● **수은 함유량이 높은 어패류**
> 참치, 청새치, 금눈돔, 상어, 가다랑어, 농어
>
> ● **수은 함유량이 비교적 낮은 어패류**
> 바지락, 전갱이, 오징어, 정어리, 새우, 게, 연어, 꽁치, 문어, 청어, 송어

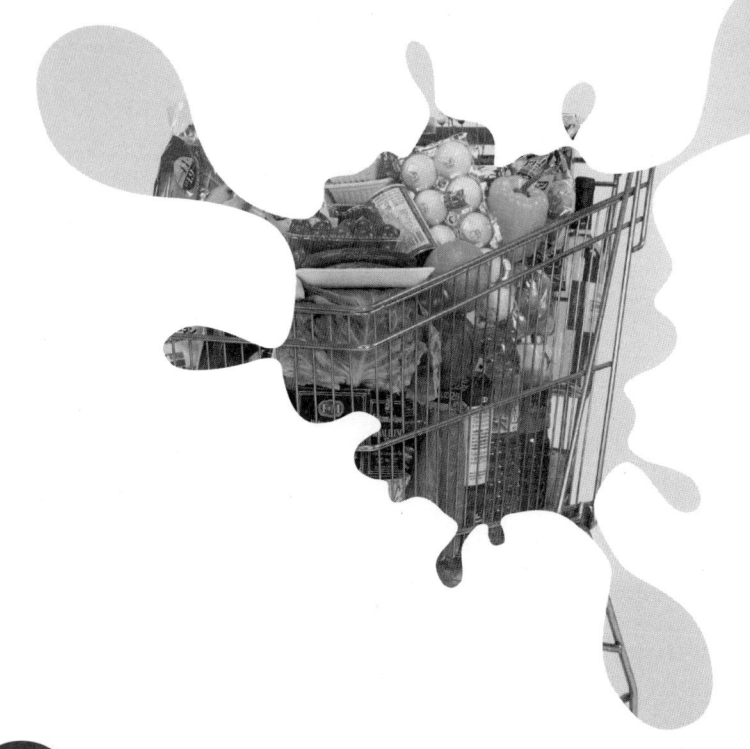

엄마의 몸에서 태아의 몸으로
전달되는 독성

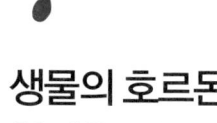

생물의 호르몬 작용을 교란하는 환경호르몬

인체에 미치는 화학물질의 독성과 유해성을 이해하는 데 중요한 키워드가 있다. 바로 환경호르몬이라고 불리는 화학물질이다. 환경호르몬은 정확하게 표현하면 '내분비계 장애물질'이다. 특정 화학물질이 아니라 내분비, 즉 호르몬 작용을 교란하는 성질이 있는 화학물질을 통틀어 이르는 말이다. 공업 폐수나 농약과 같이 환경에 방출된 화학물질에서 호르몬에 이상을 일으키는 물질이 발견되면서 '환경호르몬'이라고 불리게 되었다.

환경호르몬은 인간이나 동물의 체내에 흡수된 후 마치 호르몬처럼 작용하거나 정상적인 호르몬 작용을 방해한다. 체내에는 다양한 내분비기관이 있고 그곳에서 호르몬이라고 불리는 물질을 분비하여 특정 조직이나 기관의 기능을 조절한다. 이 호르몬 작용이 교란되면 생물의 조직이나 기관이 정상적으로 기능하지 못하므로 건강에 다양한 이상 징후가 나타날 수 있다.

호르몬은 특정 기관(표적기관)에서 특정 작용을 나타낸다. 표적기관을 구성하는 세포에는 수용체(accepter)가 있는데, 호르몬은 이 수용체와 만나야 비로소 자신의 목적에 맞는 활동을 시작한다. 그 작용을 마치면 대사 반응에 의해 자연 소멸한다. 호르몬은 표적기관의 수용체와 결합하여 작용한 후에 소멸하는 과정을 반복하면서 기관의 기능을 조절하는 것이다.

그런데 이 과정에 환경호르몬이 끼어들면 호르몬의 작용이 교란된다. 환경호르몬은 몸속에서 마치 정상 호르몬인 것처럼 수용체와 결합하기도 하고 호르몬과 수용체가 결합하는 것을 방해하거나 호르몬의 자연 소멸을 막기도 한다.

∷ 환경호르몬에 대한 다양한 견해

환경호르몬은 유해성 여부를 검증하기가 매우 어렵고 영향을 조사하는 데도 많은 시간이 걸린다. 게다가 해석도 다양하다. 공표된 67종류의 환경호르몬은 조사 대상에 불과할 뿐이며, 실제로는 150종류 이상의 화학물질이 환경호르몬으로 의심된다는 의견도 있다. 이미 검증된 자료를 놓고도 의견이 분분하여, 그 원인을 전적으로 환경호르몬 작용으로 보는 학자가 있는가 하면, 이를 부정하는 학자도 있다. 이렇듯 환경호르몬과 관련된 현상들은 아직은 일관된 해석을 적용하기가 매우 곤란하며 따라서 까다로운 문제라고 할 수 있다.

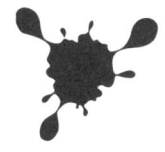

10억 분의 1g의 적은 양도
독성을 나타낸다

　환경호르몬이 발견된 지는 얼마 안 됐기 때문에 아직까지 정확한 실태를 파악하지는 못하고 있다. 예컨대 어떤 물질이 내분비계를 교란하는지, 인체에 어떤 작용을 일으키고 어떤 영향을 미치는지 구체적이고 명백하게 밝혀진 것은 아니라는 뜻이다.

　독성학에서는 일반적으로 화학물질의 용량이나 농도가 증가할수록 독성 효과가 강해지고 그것이 일정 용량이나 농도를 넘어서면 급격히 강력한 유해성을 나타낸다고 말한다.

　그러나 환경호르몬은 일반적으로 생각하는 용량보다 훨씬 적은 양만으로도 독성을 나타낸다. 예를 들어 공해병에 관련된 화학물질은 ppm(100만 분의 1g) 단위의 양으로도 신체에 장애를 일으키는 것으로 알려져 있다. 환경호르몬은 심지어 ppb(10억 분의 1g), ppt(1조 분의 1g) 단위의 양으로도 건강에 해로운 영향을 끼칠 수 있다고 한다.

환경호르몬은 일반적으로 반응이나 영향이 나타나지 않는 무효량(ppb 또는 ppt 단위의 극미량)으로도 유해한 작용을 할 수 있다. 화학물질은 특성에 따라 극미량을 사용한 경우와 고용량을 사용한 경우에 독성 작용이 반대로 나타날 수 있다. 예를 들어 환경호르몬인 비스페놀 A(Bisphenol A)는 동물실험 결과, 고용량에서는 발육 억제 현상을 나타내고 저용량에서는 발육 촉진 현상을 나타내는 것으로 밝혀졌다.

보통은 독성이 나타나지 않을 듯한 용량으로도 발육 촉진이 일어났다는 사실은 환경호르몬이 발육장애를 일으키거나 발암물질로 작용할 수도 있다는 것을 의미한다. 게다가 미량이면 원인 물질을 검출하기도 어렵다. 미량이라서 더 위험할 수 있는 물질이 환경호르몬인 것이다.

내분비기관에서 분비되는 호르몬도 미량으로 각 기관을 조절한다. 만약 외부에서 침입한 화학물질이 호르몬처럼 작용한다면 미량이더라도 신체의 호르몬 활동을 교란할 가능성은 충분하다.

체내의 호르몬 활동은 미묘한 신체 균형에 의해 조절되기 때문에 환경호르몬이 미치는 영향을 한마디로 표현하기는 어렵다. 더구나 그 영향은 생물종에 따라, 개개인에 따라 다르기 때문에 단정적으로 결론을 내리기 어렵다. 환경호르몬의 실태를 파악하기 위한 조사와 연구는 지금도 진행 중이다. 아직 해명하지 못한 과제가 많기 때문에 다양한 해석이 나올 수밖에 없다.

그렇다면 환경호르몬이 몸속에서 호르몬의 작용을 교란한다는 것은 구체적으로 무슨 뜻일까? 지금까지 밝혀진 것은 대부분의 환경호르몬이 여성호르몬의 하나인 에스트로겐과 비슷한 작용을 한다고 알려져 있다. 이를 에스트로겐 유사 작용이라고 한다. 이 밖에도 부신피질호르몬이나 남성호르몬과 유사한 작용을 하거나 에스트로겐의 작용을 방해하는 등의 여러 가지 작용을 한다.

에스트로겐은 난소에서 주기적으로 분비되는 호르몬으로, 월경 주기에 관여하며, 여성의 2차성징의 발현은 에스트로겐의 작용으로 이루어진다. 남성도 에스트로겐을 소량 분비하며 각 기관에 에스트로겐 수용체가 있다. 인간 외의 생물에도 암수 모두 에스트로겐과 에스트로겐 수용체가 있다.

에스트로겐 유사 작용을 하는 화학물질들은 에스트로겐 수용체와 쉽게 결합하여 분비 주기에 관계없이 에스트로겐 작용을 일으킨다. 본래의 에스트로겐과 성질이 다른 이러한 물질들은 수용체와 결합한 채 체내에 남아 정상적인 에스트로겐의 작용을 방해한다. 에스트로겐 유사 작용을 하는 화학물질에는 석유에서 유래한 것과 식물에서 유래한 것이 있다. 석유에서 유래한 것은 분자량이 작고 지용성이기 때문에 체내로 쉽게 흡수되고 오래 남아 지속적으로 작용한다. 반면 식물에서 유래한 것은 쉽게 대사되어 과잉

작용을 일으키지 않는다. 그러나 호르몬 조절이 미숙한 태아나 영유아는 영향을 받을 수도 있다.

주기적으로 분비되는 에스트로겐은 여성의 생리를 비롯한 생체 내 조절을 담당하므로 외부에서 침입한 화학물질이 그 기능을 방해한다면 심각한 결과가 일어난다. 여성뿐만 아니라 앞으로 태어날 아기, 남성 그리고 야생동물에게서도 종의 존속과 관련된 비정상적인 생체 반응을 일으킬 수 있다.

∷ 모유와 다이옥신(일본 후생노동성 보고)

1 모유의 다이옥신 농도는 1973년에서 1999년 사이 절반 가까이 감소했다.

2 엄마가 고령일수록 모유의 다이옥신 농도가 높다.

3 첫째 아이가 둘째나 셋째 아이에 비해 다이옥신에 더 오염되어 있다.

4 일반적으로 다이옥신은 포유류의 지방 섭취량과 관련성이 높고, PCB(폴리염화바이페닐)는 어패류의 지방 섭취량과 관련성이 높다.

∷ 두 종류의 여성호르몬

호르몬이란 체내의 특정 기관에 분비되어 혈액이나 체액과 함께 몸 안을 순환하면서 극히 미량으로도 특정 조직에 작용하는 화학전달물질이다.

그중에서도 성호르몬은 남녀의 성을 주관하는 호르몬이다. 여성호르몬은 주로 난소에서 분비되며 에스트로겐(여포호르몬)과 프로게스테론(황체호르몬)의 두 종류가 있다. 이 두 가지 여성호르몬은 분비량을 교대로 바꾸어 월경주기에 따른 난소와 자궁의 변화, 배란, 월경에 관여한다.

성호르몬의 분비량은 뇌하수체에서 분비되는 성선자극호르몬에 의해 조절된다. 여성의 성선자극호르몬은 FSH(여포자극호르몬)와 LH(황체형성호르몬)이다. 이 호르몬이 각각 에스트로겐과 프로게스테론의 분비량을 조절해 배란주기를 제어한다.

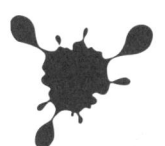

일상적으로 접촉할 수 있는
무서운 화학물질

우리의 생활을 좀 더 편리하게 하기 위해 개발한 합성화학물질 중에는 환경호르몬 작용을 하는 위험한 물질들이 있다.

비스페놀 A

폴리카보네이트 수지, 에폭시수지의 원료가 되는 화학물질이다. 식기나 젖병, CD, 전자 기기에 사용되고, 에폭시수지는 통조림 용기 내부의 코팅제, 도료, 접착제 등에 사용된다. 비스페놀 A는 고온에서 녹아 나오는 성질이 있기 때문에 식기나 젖병, 통조림, 캔 음료 등을 통해 몸속으로 흡수될 위험이 있다.

한때 비스페놀 A를 이용해서 합성 에스트로겐을 생성하려는 시도가 있었을 만큼 비스페놀 A는 에스트로겐과 유사한 작용을 한다. 자궁체암의 암세포를 증식시키거나 자궁근종의 성장을 촉진하는 것으로 알려져 있다. 폴리카보네이트로 만들어진 배양 접시에서 비스페놀 A가 배양액으로 녹아나오자 배양 중이던 인간의 암세포가 활발하게 분열했다는 이야기가 있을 정도다.

2008년 7월 일본의 후생노동성은 임부와 영유아에게 비스페놀 A가 쓰인 플라스틱 젖병을 사용하지 말 것과 통조림 제품의 섭취를 삼갈 것을 당부했다.

프탈산에스테르

폴리염화비닐로 만드는 장난감, 셀로판, 인조가죽 등에 첨가하는 가소제나 화장품, 래커, 접착제, 염료 등의 휘발제로 사용한다.

프탈산에스테르는 에스트로겐과 유사한 작용을 하는 환경호르몬이다. 태아가 흡입하면 생식기 장애나 발달장애가 일어날 수 있어 주의를 요하는 물질이다. 의료용 비닐 튜브나 비닐 백에서 프탈산에스테르가 녹아 나온다는 사실이 밝혀지면서 큰 문제가 되었다.

노닐페놀

맨 처음 내분비계 장애물질로 밝혀진 화학물질이다. 세제나 샴푸 등에 합성계면활성제 성분으로 들어 있다. 그 밖에 세제나 석유제품의 산화방지제로도 널리 이용된다. 에스트로겐 유사 작용

을 하는 것으로 추정되며, 유방암 세포의 증식을 촉진하는 것으로
알려져 있다.

스티렌

발포폴리스티렌의 원료이다. 컵라면 용기에서 스티렌이 녹아
나온다는 사실이 신문에 보도되기도 했다. 에스트로겐 유사 작용
을 하는 것으로 추정되며, 유방암의 발병에도 관여하는 것으로 알
려져 있다.

폴리염화바이페닐

미국 오대호 오염을 계기로 알려진 산업폐기물질이다. 오대호
주변의 야생동물과 인근 주민들에게 많은 피해를 입혔다.

폴리염화바이페닐은 다이옥신과 구조가 유사하며 100종류 이
상의 이성질체가 존재한다. 에스트로겐의 기능을 방해하는 항에
스트로겐 작용을 한다. 생분해도가 낮기 때문에(잔류성이 높다) 생
산 중지 후 30여 년이 지난 지금도 환경이나 인체, 임부의 태반 등
에서 검출되고 있다.

DDT

유기염소계 살충제이다. 광역살포용으로 다량 사용하면서 세계
곳곳의 야생동물에게 생식 이상이 나타나는 피해가 잇따랐다. 일

본에서는 1971년에 판매가 금지됐고 1981년에는 제조·수입·사용을 금지하는 법령이 제정됐다. DDT는 잔류성이 높기 때문에 지금도 토양이나 체내에서 검출되고 있다. 동남아시아 국가 중에는 아직도 DDT를 농약으로 사용하는 곳이 많다.

납

지각에 15g/ton의 비율로 존재하는 회청색의 연한 금속이다. 납은 기원전부터 쓰였으며 로마시대에는 상류사회를 중심으로 냄비, 수도관, 컵 등에 널리 사용되었다. 로마시대에 집안의 대가 끊길 만큼 불임, 유산, 사산, 유아사망률이 심각했던 원인이 바로 이 납 때문이라는 주장이 있다.

▪▪ 유치에서 검출된 테트라에틸납

테트라에틸납은 본래 가솔린 기관에서 발생하는 노킹 현상을 방지하기 위해 가솔린에 첨가하는 약제로 사용되었다. 몸속에 흡수되면 주로 간에서 트리에틸납으로 변환되어 독성을 나타낸다. 1~5일의 잠복기를 거친 후 두통, 불면, 환각, 망상 등 중추신경 이상 증상이 일어난다. 이 같은 강력한 독성 때문에 환경오염 물질로 규제됐으며 1980년대에는 일본에서 완전히 사라졌다.

테트라에틸납은 이미 30여 년 전에 사용을 금지했지만 도쿄 대학의 요시나가 준 박사는 1980년대 후반에 태어난 아이들의 유치에서 유연가솔린에 들어 있는 납이 검출됐다고 발표했다. 사용하지 않은 지 오래된 물질이 지금도 발견된다는 사실로 미루어 임산부의 몸에 축적된 납이 태반을 통과하여 태아에게 전해졌거나 모유를 통해 아기에게 옮겨졌을 가능성이 있다.

납은 독성이 강해서 몸속에 흡수되면 신경계에 중독 증상을 일으킨다. 특히 영유아는 납 흡수율이 높다고 한다. 납은 에스트로겐을 비롯한 성호르몬의 기능을 방해하는 환경호르몬으로 보고되고 있으며, 이로 인한 임신율 저하가 우려되고 있다.

카드뮴

카드뮴은 아연 광물에 함유된 금속으로 아연 광물이나 납 광물을 제련하는 과정에서 얻는다. 공업용 원료로 사용하기 때문에 생활용품에도 함유되어 있다. '이타이이타이병'의 원인 물질로 알려져 있다. 동식물의 체내에 흡수된 카드뮴은 먹이사슬 과정을 거쳐 최종적으로 인간의 몸속에 축적된다. 카드뮴은 쉽게 기화되기 때문에 체내로 흡수되면 폐수종 등의 호흡기계 증상이나 구역질, 구토, 복통 등의 소화기계 증상의 급성 독성을 나타낼 수 있다. 또한 체내에 장기간 축적되면 호흡기와 신장에 강한 만성 독성이나 발암성을 나타낼 수 있다.

또 에스트로겐 유사 작용을 하므로 자궁이나 유선을 자극해 자궁암이나 유방암 등의 부인병을 일으키는 원인 물질로 추정되고 있다.

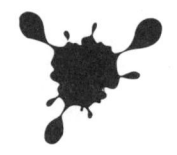

세대 전달 독성은 '유전'이 아니라 '전달'되는 것이다

유산방지제인 DES의 영향으로 젊은 나이의 자녀들에게서 생식기 암이 발생한 사건이 있었다. 그 사례에서는 DES의 영향을 받은 자녀의 자녀, 즉 손자 대까지 그 영향이 이어지는 것으로 조사되었다. 원인으로는 모체가 복용한 DES의 영향으로 이미 태아기에 염색체 이상이 일어나 유전자가 변환되었을 것이라는 주장과, 강력한 합성호르몬제인 DES가 태아 시기부터 다량으로 축적되어서 그 아이가 성장하여 임신했을 때 태반을 통해 태아(손자)에게까지 전달됐을 것이라는 주장이 제기되었다.

세대 전달 독성은 유전에 의한 것이 아니다. 화학물질 자체가 엄마에서 아이로 옮겨지면서 그 독성이나 영향이 모체에서 태아로, 다시 그 태아로 대물림되는 것이다. 태아 및 생후 6개월이 지나지 않은 영유아는 혈관 – 뇌 관문이 아직 완성되어 있지 않다. 아기들이 뇌에 이상을 일으키기 쉬운 이유는 몸 밖에서 침입하는 이물질이나 유해화학물질, 환경호르몬의 영향을 뇌가 그대로 받아들이기 때문이다. 태아의 뇌에 미치는 세대 전달 독성은 광범위한 질병으로 나타날 수 있다. 신경계 장애, 뇌의 발육장애, 주의력결핍과잉행동장애(ADHD), 학습장애(LD), 자폐증, 정서장애 등이다. 최근 들어 증가하고 있는 질병들 역시 세대 전달 독성과 관련이 있다고 보고 있다.

수유기의 아기들도 화학물질에 민감하기는 마찬가지다. 모유에 포함된 유해한 화학물질의 영향을 받을 수 있다. 모유에 들어 있는 대표적인 오염물질로 다이옥신을 들 수 있다. 10여 년 전 일본인의 모유에서 미국인이나 유럽인들보다 100~200배나 많은 양의 다이옥신이 검출되어 연일 신문에 보도된 적이 있다. 다이옥신 외에도 잔류 농약이나 경피독을 유발하는 유해화학물질들이 모유에서 검출되고 있다. 이들 화학물질이 다이옥신과 복합오염을 일으킬 수 있기 때문에 더욱 위험하다. 모유의 다이옥신 농도는 초유에서 가장 높고, 이후 점차 감소하여 10개월 후에는 초유에 비해 3분의 2 정도로 줄어든다고 한다.

현재 모유의 다이옥신 농도는 30년 전보다 대폭 감소했다. 그러나 모유를 통해 아기에게 옮겨지는 화학물질의 유해 성분은 세대 전달 독성의 하나이다.

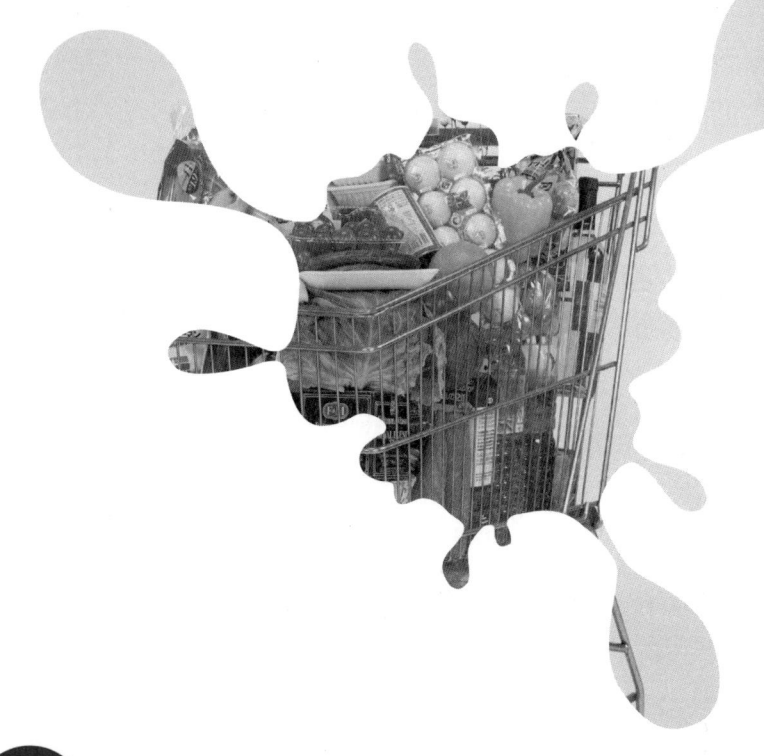

발육장애를 일으키는
식품 속 화학물질

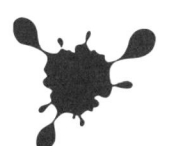

알고는 먹지 못하는
식품 속 화학물질

식품첨가물

식품첨가물은 식품을 제조·가공·보존하는 과정에서 첨가하는 화학물질이다. 식품의 맛·향·외양을 좋게 하는 것이나 식품의 보존성을 높이는 것, 식품을 제조하는 데 필요한 것, 식품의 영양을 보충하는 것 등이 있다.

식품첨가물은 식품위생법에 따라 안전성이 확인된 것만 사용하도록 규제하고 있다. 그러나 식품첨가물도 인체에는 어디까지나 합성화학물질이다. 반복 섭취하면 독성이 쌓여 만성화될 위험이 있다. 특히 수입식품 중에는 위험한 식품첨가물을 사용한 것도 있다. 식품첨가물에는 화학적으로 합성하여 만든 합성첨가물과 천연 재료를 가공한 천연첨가물이 있다. 합성첨가물은 인체에 독성이 남기 쉬운 특성이 있다. 그러나 천연첨가물 중에도 알레르기 반응을 일으키거나 독성이 강한 것이 있다. 천연이라고 무조건 안심할 수는 없다.

식품에 생기는 곰팡이, 세균, 바이러스

조리 후 시간이 지나면 식품에 곰팡이가 피거나 부패하기도 한다. 곰팡이(진균), 세균, 바이러스 등의 미생물이 식품을 변질시키기 때문이다. 이때 미생물 자체의 독성이나 변질된 식품의 독성이 건강에 해를 끼칠 수 있다.

식품 고유의 독성 물질

식재료로 이용하는 식물이나 동물 중에는 자연에서 살아남기 위한 방편으로 독을 가진 것이 있다. 복어의 내장과 난소에 함유된 테트로도톡신(tetrodotoxin)이 대표적이다. 극미량으로 사람의 목숨도 앗아갈 만큼 독성이 강력하다. 식물 중에도 곤충이나 작은 동물에게 먹히지 않기 위해 독을 가진 것들이 있다.

환경(대기)으로 방출된 유해한 화학물질도 식재료를 오염시킨다. 오염된 바다나 강에 서식하는 어패류에 수은이나 주석(탄소족 원소의 하나) 같은 유해한 화학물질이 축적되면 그것을 먹은 사람의 건강에도 악영향이 미칠 수 있다.

석유를 원료로 한 화학조미료

화학조미료는 국물을 내는 분말 육수를 비롯한 대부분의 가공 식품에 사용되고 있다. 소스나 양념액, 절임 식품, 레토르트식품, 과자 등에는 거의 다 화학조미료가 들어가 있다고 봐도 된다.

개발 당시에는 석유를 이용하여 다시마의 감칠맛 성분인 '글루탐산나트륨(MSG, monosodium glutamate)'을 제조했다. 석유를 원료로 만든 것을 먹었다는 사실이 놀랍다. 그 후 화학조미료는 당밀(糖蜜)을 원료로 생산하고 있다.

화학조미료의 원료가 당밀이라고 해도 제조 과정에서 많은 화학약품이 사용되는 경우가 있다. 이러한 소문이나 추측을 가라앉히기 위해 다양한 기관에서 화학조미료의 안전성을 검증하고 있다. 현재로서는 건강에 해를 미치는 유해한 작용은 거의 없는 것으로 알려져 있다. 그러나 화학조미료가 화학적인 방법으로 만들어진 물질이라는 사실에는 변함이 없다. 좀 더 직접적으로 말하면 아무리 유해한 작용이 없다고 해도 '많이 먹어도 된다'는 의미는 아니다.

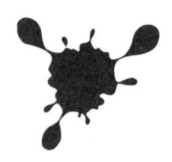

가공식품에 넣는 색소, 발색제, 표백제가 염색체 이상을 일으킨다

식품은 맛 못지않게 겉보기도 중요하다. 맛깔스럽게 보이는 선명한 색이 식욕을 돋우고 식재료의 신선도나 음식의 질을 따질 때도 맛을 보기 전에 먼저 눈으로 확인한다. 소비자의 이러한 성향을 놓칠 리 없는 판매자들은 좀 더 먹음직스럽고 깔끔하게 보이기 위해 식품에 착색료, 합성색소, 표백제, 발색제 등을 사용한다.

천연색소

먹을거리에 대한 불신과 불안이 커지면서 천연색소 이용률이 높아지고 있다. 천연색소는 합성색소보다 발색 효과가 떨어지고 가격이 비싸다는 단점이 있다. 또한 체질에 따라서는 천연색소로도 알레르기 반응이 일어날 수 있다.

천연색소인 꼭두서니 색소가 신장암을 유발하는 것으로 확인됨에 따라 일본, 한국, 미국, EU에서는 사용이 금지되고 있다.

합성천연색소

천연색소와 동일한 성분을 화학적으로 합성하여 만든 색소다. 천연색소에 비해 제조 비용이 저렴하다. 베타카로틴이나 비타민 B_2(리보플라빈) 등이 있다.

합성색소(타르색소)

화학적으로 합성하여 생산하기 때문에 대량의 식품을 착색하는 데 사용한다. 합성색소는 암을 유발하거나 염색체 이상을 일으키는 등 인체에 미치는 유해성이 큰 것으로 지적되고 있다.

특히 아이들이 즐겨 먹는 아이스캔디나 체리 통조림 등에도 사용하기 때문에 매우 광범위한 대상에게 유해성을 미칠 수 있다. 합성색소 사용에 대한 규정은 나라마다 다르기 때문에 수입 식품에는 더욱 독성이 높은 착색료가 들어 있을 수도 있다.

발색제

햄, 소시지, 베이컨, 명란젓 등의 붉은색을 유지하기 위해 첨가한다. 식품에 사용하는 것은 아질산나트륨, 질산칼륨, 질산나트륨의 세 종류의 화학물질이다. 이들 발색제는 혈액 속의 붉은 색소를 고정시키는 작용을 한다. 특히 아질산나트륨은 독성이 강해서 몸속에서 발암물질을 만들어낸다. 한 번에 다량 섭취할 경우 혈액 속에서 산소가 결핍되는 메트헤모글로빈혈증이 일어날 수 있다.

표백제

식품의 변색을 막기 위해 사용한다. 잘라서 파는 야채나 달걀, 머위, 과일류 등을 가공하는 과정에서 아염소산나트륨을 사용하며, 박고지, 말린 과일, 과실주, 깐 새우 등에도 아황산나트륨이라는 화학물질을 첨가하기도 한다. 위장장애를 일으키며 간이나 신장을 손상시킬 수 있다.

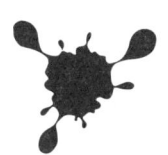

장점만 가지고 있다는
인공감미료의 실상

식품에 단맛을 내는 설탕을 대신 넣는 것이 인공감미료다. 열량이 거의 없다는 이유로 다이어트에 도움이 된다고 하여 저열량 식품 등에 많이 사용한다.

화학적으로 합성하여 만든 인공감미료에는 아세설팜칼륨, 아스파탐, 자일리톨, 글리실리진산이나트륨, 사카린나트륨, 수크랄로스 등이 있다.

아스파탐

아스파탐은 아스파라긴산과 페닐알라닌이라는 두 종류의 아미노산이 결합한 화학물질이다. 설탕보다 약 180배나 강한 단맛을 낸다고 한다. 몸속으로 흡수되면 아스파라긴산, 페닐알라닌, 메탄

올로 분해되어 나중에 몸 밖으로 배출된다. 그러나 페닐케톤뇨증(페닐알라닌이 체내에 축적되어 경련 및 발달장애를 일으키는 질환)이 있는 사람은 페닐알라닌을 제대로 분해하지 못하기 때문에 아스파탐을 섭취하면 안 된다. 임신 중에 아스파탐을 다량으로 섭취하면 태어나는 아기에게 페닐케톤뇨증이 나타날 위험이 있다.

사카린나트륨

사카린나트륨은 방부제나 보존제로 사용했던 식품첨가물인데, 단맛이 설탕보다 200~700배나 강한 것으로 알려지면서 인공감미료로 쓰이게 되었다. 다량으로 섭취하면 며칠 내에 식욕부진, 메스꺼움, 구토, 설사 등의 위장장애가 일어난다. 동물실험에서는 장기간 지속해서 섭취할 경우 방광암을 일으키는 것으로 밝혀졌다. 단맛이 매우 강하기 때문에 매일 다량으로 섭취하는 일은 드물겠지만 그렇다고 인체에 무해하다고 단정하기는 어렵다.

자일리톨

자작나무 등의 수목에서 추출한 성분을 화학적으로 합성하여 만든 인공감미료이다. 인간에게는 유해성이 거의 없고 열량이 낮으며 충치를 예방한다는 장점을 내세우고 있지만, 개가 섭취하면 혈당치가 급속히 떨어지거나 간 기능에 장애가 일어나는 것으로 알려져 있다.

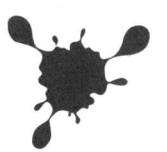

산화방지제가
인체에 미치는 해악

식품이 공기 중의 산소에 의해 산화되면 색이 변하거나 신맛이 난다. 특히 기름이나 지방분이 산화되면 유해한 화학물질이 발생하기도 한다. 이를 막기 위해 첨가하는 것이 산화방지제이다.

문제는 이들 첨가물에 때로 암을 유발하거나 환경호르몬 작용을 하는 것으로 의심되는 화학물질이 들어 있는 데 있다.

L-아스코르브산(비타민C)

비타민C에는 식품의 산화를 막는 작용이 있어 절임류, 반찬류, 청량음료 등에 사용한다. 또한 비타민C를 강화하는 목적으로 첨가하기도 한다.

토코페롤(비타민E)

비타민E에는 유지의 산화를 막는 작용이 있어 버터, 마가린, 과자류 등에 사용한다. 식물의 종자 같은 천연원료를 사용하여 만들기도 하지만 일반적으로는 화학적으로 합성하여 만든다.

뷰틸하이드록시아니솔(BHA)

두 가지 화학물질을 합성하여 만든다. 유지의 산화를 막기 위해 버터, 마가린, 어패류의 가공품 등에 사용한다. 암과 알레르기를 유발하고 환경호르몬 작용을 하는 등의 유해성이 의심되고 있다.

뷰틸레이트하이드록시톨루엔(BHT)

유지의 산화를 방지하는 효과와 안정성은 우수하지만 피부염, 과민증, 발암성, 변이원성, 탈모 등의 유해성이 지적되면서 식품에 첨가하는 일은 줄어들었다. 그러나 화장품에는 여전히 사용하고 있어 경피독이 우려된다.

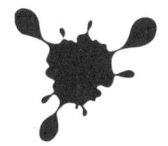

식품보존료와 식품첨가물도 안전하지 않다

미생물의 번식을 억제하여 식품의 부패를 막기 위해 첨가하는 것이 보존료이다. 식품위생을 위해 불가피하게 사용하는 식품첨가물이지만 암을 유발하거나 환경호르몬 작용을 할 수도 있기 때문에 주의가 필요하다. 가공식품을 제조하는 과정에서 어쩔 수 없이 사용할 수밖에 없는 식품첨가물도 있다. 가공에 필요한 효과를 내기 위해 보통은 여러 종류의 화학물질을 함께 사용한다. 이 때문에 식품 성분표에는 사용한 화학물질을 하나하나 명시하지 않고 일괄적으로 표시하는 경우가 많다.

안식향산나트륨(안식향산Na · 안식향산)

미생물의 번식을 막는 작용이 있어 간장, 마가린, 잼류, 청량음료 등 많은 가공식품에 사용하고 있다. 알레르기를 유발하거나 위장장애, 운동장애를 일으킬 위험이 있다.

파라옥시안식향산에틸(파라벤)

미생물의 번식을 억제하며 죽이는 작용이 있어 간장, 소스, 양념액, 청량음료 등에 사용한다. 과잉 섭취하면 알레르기, 메스꺼움, 발열, 폐렴, 간염, 유전자 이상, 메트헤모글로빈혈증 등이 일어날 위험이 있다.

소르빈산

소르빈산은 미생물의 번식을 억제하는 작용은 그다지 강하지 않지만 곰팡이나 세균 등 다양한 미생물에 작용하기 때문에 많은 가공식품에 사용한다. 과잉 섭취하면 알레르기, 유전자 이상이 일어날 위험이 있으며, 발색제로 사용하는 아초산과 반응하여 발암물질을 만들어내는 것으로 확인되었다.

프로필렌글리콜

미생물의 번식을 억제하는 작용이 있어 보존료로 사용한다. 또한 유화 작용과 보습 작용이 있어 생면 등을 제조하는 과정에서 첨가한다. 암을 유발하고 유전자 이상, 간 기능 장애, 신 기능 장애 등의 유해성이 있는 것으로 의심되고 있다.

두부 응고제(간수)

두유를 굳혀서 두부로 만드는 데 사용하는 첨가물이다. 염화칼슘 등의 염화물, 황산칼슘 등의 황산염, 글루코노델타락톤 등의 락톤류 같은 화학물질이 함유되어 있다.

면류 첨가 알칼리제

중화면이나 만두피를 만들 때 사용하는 첨가물이다. 탄산칼륨, 탄산나트륨, 인산수소이나트륨, 피로인산사나트륨 등의 화학물질로 이루어져 있다. 알칼리성이 밀가루의 글루텐에 작용하여 쫄깃하고 탄력 있는 특유의 식감을 만들어낸다. 밀가루에 노른잣빛을 내기도 한다. 면류 첨가 알칼리제는 위장장애를 일으킬 수 있는 것으로 알려져 있다.

제빵개량제

반죽 개량제 또는 이스트 푸드라고도 하며 빵의 부피를 부풀리기 위해 첨가한다. 염화암모늄, 탄산칼륨, 인산염, 브롬산칼륨 등의 화학물질을 혼합해서 사용한다. 인산염은 칼슘 부족이나 철분 부족을 일으키고 브롬산칼륨은 발암물질로 의심되고 있다.

결착제

냉동했을 때 단백질이 변성되거나 해동했을 때 반죽이 질어지지 않도록 햄이나 소시지, 반죽 제품, 면류 등에 사용한다. 인산수소나트륨이나 인산이칼륨 등의 인산류와 폴리인산나트륨이나 메타인산나트륨 등의 화학물질이 함유되어 있다.

인산은 우리 몸에 필요한 미네랄이지만 현대인의 식생활에서는 오히려 지나치게 많이 섭취되는 성분이다. 인산의 과다 섭취는 칼슘 부족이나 철분 부족 등 인체에 다양한 해를 끼친다.

증점안정제

식품의 점도를 높이거나 액체로 된 재료를 굳히기 위해 사용하는 첨가제이다. 점도를 증가시키는 것을 '증점제'라고 하고, 액체를 굳혀서 젤리 상태로 만드는 것을 '겔 형성제'라고 한다. 또한 점도를 높여 식품의 성분을 균일하게 안정시키는 첨가제도 있는데 이를 '안정제'라고 부른다.

유화제

본래 서로 섞이지 않는 물과 기름을 균일하게 혼합하기 위해 사용하는 첨가제다. 아이스크림이나 마가린처럼 유화제가 없으면 만들 수 없는 식품도 많기 때문에 다양한 식품에 쓰이고 있다. 유화제는 식품의 안정제나 보존제로 이용하기도 한다.

유화제 중에는 암, 알레르기, 태아에게 선천적 이상 등을 유발하는 것으로 의심되는 것이 있다.

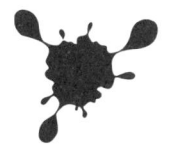

암, 동맥경화, 노화를 촉진하는 기름의 독성

지방은 음식물로 섭취하는 것 외에 몸속에서 당질이나 아미노산에 의해 합성되어 피하조직이나 장기 주위에 체지방으로 저장된다. 체지방은 열을 발산하고 추위나 외부의 충격에서 신체를 보호하는 역할을 한다.

지질은 세포막과 신경조직을 구성하는 성분이다. 지질의 일종인 콜레스테롤은 호르몬과 쓸개즙산의 재료가 된다. 콜레스테롤이 혈액이나 쓸개즙 속에 지나치게 많으면 동맥경화를 일으킬 수 있고, 지나치게 적으면 혈관 벽의 약화로 뇌출혈의 원인이 될 수 있다. 지질의 과다 섭취는 비만, 특히 내장지방이 많으면 생활습관병의 원인인 '내장지방증후군(대사증후군)'이 될 수 있다.

독성이 높은 산화된 기름(유지)

유지 속의 포화지방산(분자구조에 탄소와 탄소의 이중결합이 있는 지방산: C=C)이 대기 중의 산소(분자상 산소 O_2)와 결합하면 산화 반응이 일어난다. 이 반응으로 생성된 물질을 과산화지질이라고 한다. 산화 반응 과정에서 점조성 중합체, 알데히드류, 케톤류, 알코올류, 탄화수소류, 저급지방산 등 유해화학물질들이 생성된다.

유지는 산화되면 변색되고 불쾌한 냄새가 난다. 오래된 식용유나 인스턴트 라면에서 냄새가 나는 것도 이 때문이다. 이처럼 유지가 색이 변하고 맛이 나빠지며 불쾌한 냄새가 나서 먹을 수 없게 된 상태를 '산패(변패)'라고 한다.

산화 또는 산패된 유지는 먹지 말아야 한다. 과산화지질을 다량으로 섭취하면 설사나 복통 같은 중독 증상이 일어난다. 게다가 과산화지질은 단백질이나 핵산(DNA나 RNA의 구성 성분)의 기능을 떨어뜨려 암이나 동맥경화를 유발하고 노화를 촉진하는 등 다양한 문제를 일으킨다.

트랜스지방

시판되는 식용유나 마가린은 고온에서 정제한 액체 기름에 수소를 첨가하여 고형화하는 과정을 거쳐 제조한다. 250℃ 전후의 온도에서 정제하면 기름에 함유된 알파리놀렌산 등의 필수지방산이나 우리 몸에 유익한 영양소가 파괴되고 트랜스지방산이라는 몸에 해로운 지방산이 만들어진다.

트랜스지방산은 좋은 콜레스테롤을 줄이고 나쁜 콜레스테롤을 늘려 혈전을 형성하거나 동맥경화, 심근경색, 뇌경색 등의 원인이 되기도 한다. 악성 림프종, 유방암 등도 트랜스지방산이 원인이라는 연구 결과도 있다.

미국에서는 2006년 1월부터 모든 가공식품에 트랜스지방산의 함량을 표시하도록 의무화했다. 캐나다, 독일, 오스트리아에서도 미국과 마찬가지로 표시 의무가 있으며, 덴마크에서는 기준치 이상의 트랜스지방산을 함유한 식품은 판매할 수 없다. 네덜란드는 트랜스지방산을 함유한 유지류는 아예 발매할 수 없도록 엄격하게 금지하고 있다.

콜레스테롤이 많은 동물성 식품을 전혀 먹지 않는 채식주의자라도 트랜스지방산을 함유한 식물성 기름을 섭취하면 육류나 동물성 유지를 많이 먹는 사람보다 심장병 사망률이 훨씬 더 높아지는 것으로 밝혀졌다.

마가린은 식물성 기름으로 만들었기 때문에 버터보다 건강에 더 좋을 것이라 생각하는 사람이 많은데, 사실 마가린의 트랜스지방산 함량은 식용유의 10배가 넘는다. 이런 점에서 버터 대신 마가린을 사용하는 사람이 오히려 동맥경화나 심근경색 등에 걸릴 위험성이 높다.

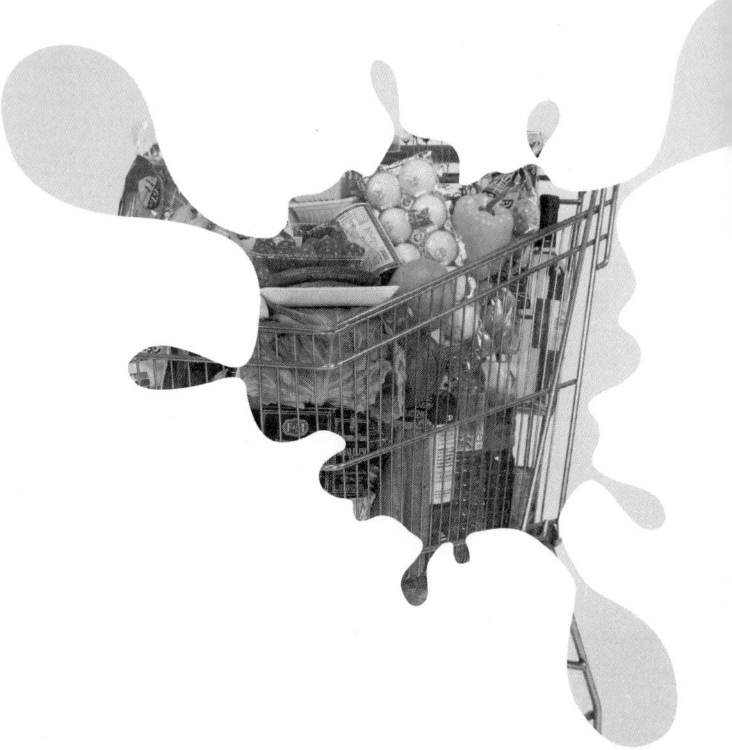

PART
4

복합오염을 일으키는
생활용품 속 화학물질

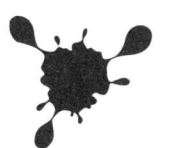

화장품과 세제의
독성 화학물질

　화학물질은 음식물이나 호흡 외에 피부를 통해서도 흡수된다.
이를 경피(經皮) 흡수라고 한다.

　피부는 몸의 안과 밖을 구분하고 열이나 공기압, 여분의 수분,
유해화학물질, 미생물 등으로부터 신체를 보호하는 역할을 한다.
이러한 기능은 주로 피부 표면의 각질층이 한다. 각질층은 필요에
따라 수분을 함유하여 팽창하고 유분을 왁스 상태로 스며들게 함
으로써 불필요한 것이 피부로 들어오지 못하게 막는다. 이것이 피
부의 방어 기능이다. 그러나 이 기능이 완벽한 것은 아니다. 극미
량이기는 하지만 화학물질이 피부를 통해 몸속으로 들어오기도
한다. 이때 경피흡수율은 피부의 상태나 화학물질의 특성에 따라
다르다.

유해화학물질이 피부를 통해 흡수되어 건강에 해를 끼치는 것을 경피독(經皮毒)이라고 부른다. 피부를 통한 흡수는 다른 흡수 경로보다 흡수되는 양은 적지만 그 대신 유해화학물질이 몸속에 쌓이기 쉬운 특징이 있다. 특히 기름에 녹기 쉬운 성질(지용성)을 가진 화학물질이 흡수되면 피하지방에 쌓이거나 혈액이나 림프액으로 흘러들어가 여간해서는 몸 밖으로 배출되지 않는다. 간의 해독 작용을 거치지 않기 때문에 만약 흡수된 화학물질에 독성이라도 있으면 그 독성마저 몸에 남게 된다. 소량이라서 당장은 건강에 문제를 일으킬 것 같지 않지만 어느새 축적량이 늘어나 우리 몸에 악영향을 끼칠 수 있다.

유해화학물질이 꾸준히 피부를 통해 흡수되어 몸속에 쌓이면 다른 경로로 들어온 화학물질과 복합오염을 일으키거나 유해한 부생성물을 발생시킬 수도 있다. 이 때문에 건강에 미치는 경피독의 영향을 구체적으로 파악하기가 어렵다.

경피독은 독성치 자체를 검출하기 곤란하다. 그래서 급성 독성과 만성 독성으로 구분하기도 쉽지 않다. 유해성이 명백한 화학물질을 무방비로 피부에 사용하면 어떤 결과가 초래될지 예측하기조차 어렵다는 뜻이다. 더욱이 경피독은 체내 축적률이 높기 때문에 엄마에게서 아이에게로 전해지는 세대 전달 독성의 위험이 매우 크다.

경피독은 세제나 화장품 같은 생활용품에서 비롯된다. 그것에 배합된 합성계면활성제는 화학물질의 피부흡수율을 높이고 그 자체는 체내에 쉽게 축적된다.

피부가 약하거나 알레르기체질이면 세제나 화장품이 피부에 닿기만 해도 이상이 나타날 수 있지만 보통은 화학물질이 피부로 흡수되어도 통증이나 가려움은 거의 느끼지 못한다. 그래서 경피독은 더욱 간과하기 쉽다. 평소에도 피부를 통해 유해화학물질이 몸속으로 들어오지 못하도록 유의해야 한다.

▪▪ 경피독의 6가지 위험성

1 통증이나 자극을 거의 느끼지 못하기 때문에 자신의 피부로 유해화학물질을 흡수하고 있다는 사실을 자각하지 못한다.

2 피부로 흡수한 유해화학물질은 입으로 흡수한 것과 달리 자연적인 신체대사로는 해독이 잘 되지 않는다.

3 혈액이나 림프구를 타고 몸속을 돌아다니기 때문에 신체 여러 곳에 악영향을 미칠 수 있다.

4 경피독을 유발하는 생활용품의 성분 중에는 환경호르몬 작용을 하거나 암유발 의심 물질이 몸속에 쌓이기 쉽다.

5 생활용품은 매일 반복해서 사용하기 때문에 유해 물질의 1회 흡수량이 미량이라도 유해물질이 몸속에 쌓이기 쉽다.

6 화학물질 흡수율이나 축적 상태, 배출량에는 개인차가 있기 때문에 그 영향이 다양하게 나타난다. 이 때문에 경피독의 실태를 정확하게 파악하기가 어렵다.

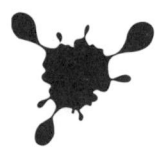

피부로 흡수된 화학물질이
온몸으로 퍼진다

　피부를 통해 화학물질이 흡수된다는 사실에 의약품 업계가 주목하고 있다. 지금까지 외용약으로는 주로 첩부제나 도포제 등이 쓰였는데 최근에 경피흡수를 이용한 패치제가 등장했다. 약제를 바른 테이프를 피부에 붙이면 약제가 피부로 서서히 침투해 전신에 작용하는 것으로 경피흡수제라고 한다. 현재는 천식이나 협심증 치료제 또는 부인과에서 사용하는 호르몬제 등 특정 질병의 치료제로 이용한다. 약국에서 구입하는 니코틴 패치제도 니코틴 성분이 피부를 통해 흡수되는 경피흡수제의 하나다. 패치제는 사용 시 통증이나 가려움 등이 거의 없고 약효 성분이 오래 지속되는 장점이 있다. 패치제를 붙이면 하루에 여러 번 약을 복용할 필요 없이 붙이고만 있어도 약제가 혈액 속에 항상 흐르게 된다.

∷ 경피흡수율을 높이는 조건과 피부로 흡수하는 화학물질의 이동 경로

1 각질층이 얇은 곳
얼굴, 두피, 성기 주변, 어린이나 노인의 피부 등

2 상처나 질병 등으로 각질층이 손상된 경우
상처, 피부병, 알레르기성 비염 등

3 각질층의 피지막이 벗겨진 상태
건조한 피부, 합성계면활성제의 사용

4 피부 표면의 온도가 높을 때
목욕할 때, 체온이 높아져서 땀을 흘릴 때

5 침투 물질의 분자 크기가 작은 경우
석유가 원료인 합성 세제 등

6 침투 물질이 지용성인 경우
석유가 원료인 합성세제 등

7 피부에 반복 접촉하는 경우
매일 사용하는 일상 생활용품

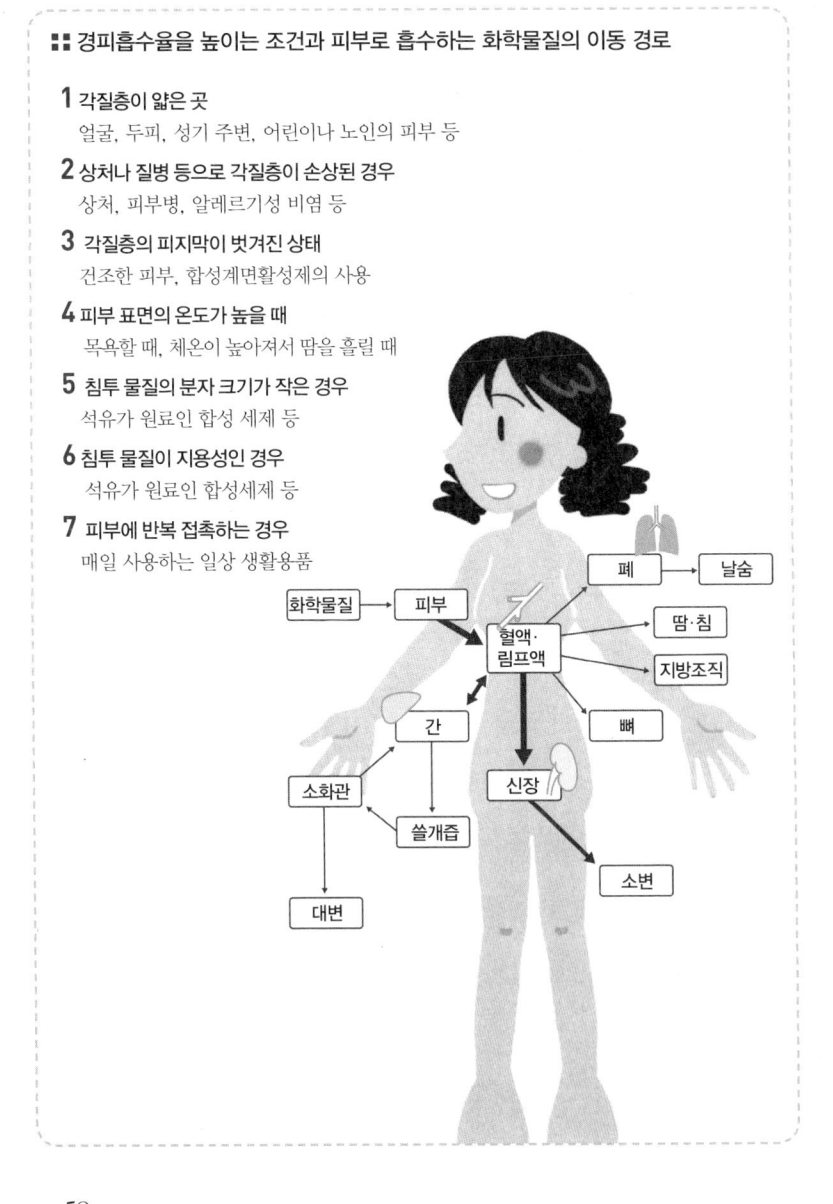

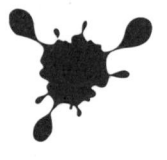

경피독의 흡수를 촉진하는
합성계면활성제

계면활성제는 원래 물과 기름을 융합시키는 물질이다. 물과 기름이 서로 섞이면서 세정 효과, 거품을 일으키는 효과, 유화 작용, 정전기 방지, 살균 등의 많은 작용을 하게 된다.

이 계면활성제를 석유를 원료로 인공적으로 제조한 것이 합성계면활성제이다. 저렴한 비용과 간단한 공정으로 만들 수 있는 장점 때문에 현재는 수백 가지나 되는 합성계면활성제를 다양한 생활용품에 이용하고 있다.

생활의 편리를 위해 합성계면활성제가 만들어졌다고는 하나 경피독의 관점에서는 그 무엇보다 유해한 화학물질이다. 물과 기름을 융합시키는 작용은 피부 표면을 보호하는 피지막을 녹여서 피부의 방어 기능을 약하게 만든다. 게다가 세포막마저 녹여서 피부

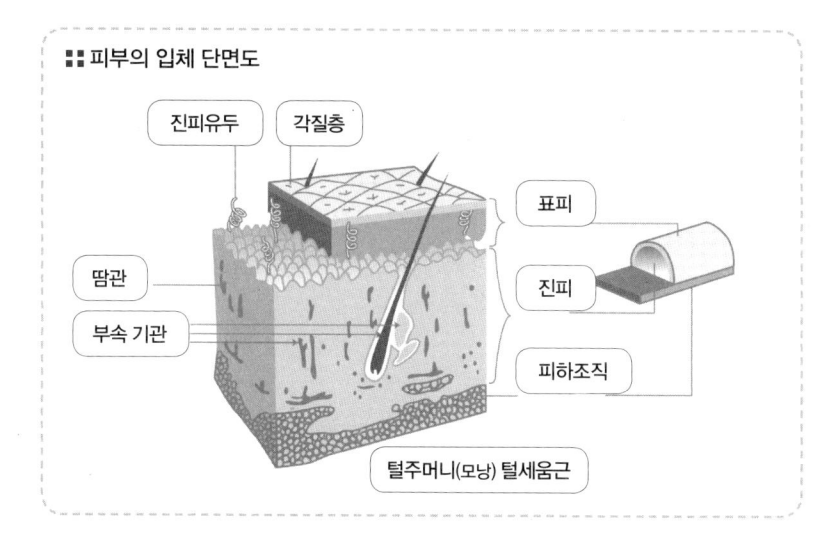

■■ 피부의 입체 단면도

진피유두　각질층

표피

땀관

진피

부속 기관

피하조직

털주머니(모낭) 털세움근

세포를 파괴함으로써 합성계면활성제 자체와 독성이 강한 다른 성분들이 쉽게 흡수되도록 만든다.

　이러한 유해 작용은 대부분의 계면활성제에서 일어난다. 그런데도 유독 합성계면활성제가 유해한 이유는 화학적으로 합성하여 만들었기 때문이다. 석유가 원료인 합성화학물질은 특정 목적을 위해 개발된 것이므로 유익하기도 하지만 독성도 강한 편이다. 또한 대다수 합성화합물질은 분자량이 작고 지용성이어서 비교적 쉽게 피부에 흡수된다. 더욱이 합성화학물질은 안정도가 높기 때문에 생분해가 잘 되지 않는다. 요컨대 합성계면활성제는 천연계면활성제보다 피부에 더 잘 흡수되고 몸속에 더 잘 축적되는 화학물질인 것이다. 합성계면활성제가 수돗물에 함유된 염소와 결합하면 환경호르몬인 다이옥신이 발생하는 것으로 알려져 있다.

세제나 화장품 같은 생활용품에는 합성계면활성제 외에도 유해한 성분들이 많이 들어 있다. 제품을 장기 보존하기 위한 보존료, 방부제, 성분조정제, 제품의 이미지 향상을 위한 향료, 사용감을 좋게 하는 보습제 등이다. 이들 성분에는 석유에서 만들어낸 합성화학물질을 사용한다.

합성화학물질은 우리가 잘 아는 플라스틱이나 비닐과 마찬가지 방법으로 만들어낸 화학물질이다. 인간의 몸에는 원래부터 없었던 화학물질인 것이다. 생활용품의 성분인 화학물질은 입으로 흡수하는 식품첨가물에 비해 안전성에 대한 검증이 미흡한 편이다. 입보다는 피부로 흡수하는 화학물질의 양이 훨씬 더 적은 것은 분명하지만, 그 대신 피부를 통해 들어온 화학물질은 간에서 대사되지 않기 때문에 한 번 들어오면 체내에 쉽게 쌓인다. 더구나 그것이 합성화학물질일 때는 더 쉽게 쌓인다.

합성화학물질 중에는 장기나 뇌를 손상시키거나, 암과 알레르기를 유발하거나, 환경호르몬 작용을 하거나, 세대 전달 독성이 있는 것으로 의심되는 것들이 있다. 그런 영향이 곧바로 증상으로 나타나기도 하지만, 어떤 물질은 몇 년 또는 몇십 년이 지난 후에 갑자기 증상이 나타나기도 한다.

▪▪ 생활용품에 함유된 유해 성분 – 합성계면활성제의 종류

합성계면활성제는 물에 녹였을 때 분자가 이온화하는 성질의 차이에 따라 크게
네 가지로 나눈다.

1 음이온계 합성계면활성제

합성세제의 주성분으로 세정력이 가장 강하다. 피지를 녹여서 피부의 방어 기능
을 손상시키고 경피 흡수를 촉진한다.

- 알킬벤젠술폰산나트륨(직쇄형直鎖形, LAS: Linear Alkylbenzene Sulfonate) : 주로
  세탁용 세제에 사용한다. 독성이 강해서 피부질환을 일으킬 수 있다.
- 알킬황산에스테르나트륨(AS: Alkyl Sulfate, 라우릴황산나트륨SLS: Sodium Lauryl
  Sulfate, 라우레스황산나트륨) : 샴푸, 바디샴푸, 치약, 세안 폼 등의 주성분. 피부
  질환이나 알레르기를 일으킬 수 있다.
- 알킬에테르황산에스테르나트륨(AES:Alkyl Ether Sulfate, 폴리옥시에틸렌알킬에테
  르황산에스테르나트륨, 폴리옥시에틸렌 라우릴에테르황산염) : 샴푸, 주방세제, 치
  약, 세안 폼, 크림 등에 사용한다. 건성 피부의 원인이 될 수 있으며, 발암물질
  로 의심된다.

2 양이온계 합성계면활성제

세정력은 강하지 않지만 살균, 유연화, 정전기 방지 작용을 한다. 섬유유연제나
헤어린스, 헤어컨디셔너에 사용한다. 신경에 악영향을 미치는 신경독성도 있다.

- 염화알킬메틸암모늄(염화세틸메틸암모늄, 염화스테아릴메틸암모늄), 염화알킬트
  리메틸암모늄(염화세틸트리메틸암모늄, 염화스테아릴트리메틸암모늄), 염화디알킬
  디메틸암모늄, 라우로일사르코신나트륨(라우로일사르코신산소듐염)

3 비이온계 합성계면활성제

기포, 습윤, 유화 작용을 한다. 샴푸와 화장품을 비롯한 생활용품에 사용한다.

- 폴리옥시에틸렌글리콜모노지방산에스테르 PEG(폴리에틸렌글리콜) : 샴푸나 린
  스, 로션, 립스틱 등의 화장품에 보습제로 사용한다. 발암물질로 의심된다.
- 폴리옥시에틸렌알킬에테르 POER(파레스, 스테아레스, 세테스, 라우레스, AE : 알
  콜폴리옥시에틸렌에테르) : 샴푸, 유액, 크림, 핸드크림 등에 보습제나 유화제로
  사용한다. 비교적 안전하나 경피독이 없는지는 단정할 수 없다.

4 양성이온계 합성계면활성제

살균, 기포 작용을 한다. 세정보조제로 다른 합성계면활성제와 함께 사용한다.

- 알킬아미노지방산나트륨, 알킬 베타인

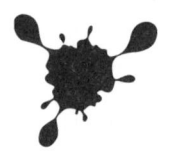

주부습진에서부터 뇌장애까지
일으키는 세대 전달 독성

초기 증상은 피부 이상

생활용품이 맨 먼저 닿는 곳은 피부다. 그 때문에 경피독이 미친 영향은 피부질환으로 나타나기 쉽다. 피부가 쉽게 건조해지거나 머리에 비듬이 자주 생기고 세제 사용 시 주부습진이 나타나는 것도 경피독의 영향이다. 이는 매일 사용하는 합성계면활성제의 작용으로 피부의 방어 기능이 만성적으로 약화된 결과이다.

알레르기피부염은 다른 피부염과 발병 기전(메커니즘)이 다르다. 알레르기 증상은 피부로 흡수되는 것 외에도 식품이나 대기 중의 꽃가루 같은 특정 알레르겐에 반응한 결과 면역 기능에 이상이 생겨 발생한다. 피부나 점막에 염증이 일어나는 것을 알레르기피부염이라고 한다.

아토피피부염은 알레르기피부염과 증상은 비슷하지만 특정 알레르겐을 찾을 수 없는 특징이 있다. 먹는 것이나 피부에 닿는 것이 증상을 일으키는 원인이라는 점에서는 알레르기피부염과 같지만, 특히 아토피피부염은 다양한 화학물질에 과민 반응을 나타낸다. 알레르기피부염이나 아토피피부염이 증상을 일으키면 습진 때문에 피부의 방어 기능이 약화되므로 그만큼 경피독의 영향을 더 강하게 받게 된다.

경피독은 온몸에 영향을 미칠 수 있다

피부로 흡수한 독성 화학물질은 몸 밖으로 쉽게 배출되지 않고 체내에 잘 쌓이는 성질이 있다. 이 화학물질들은 혈액을 타고 신체 곳곳을 돌아다니다가 지방이 많은 조직 등 화학물질의 특성에 적합한 환경에 머무른다. 그렇게 되면 다양한 질병과 건강에 문제를 일으키는 원인으로 작용한다.

그 결과 맨 먼저 나타나는 것이 면역력 저하다. 특정 금속이나 합성화학물질이 일으키는 면역 기능 이상은 알레르기피부염이나 아토피피부염의 원인이 된다. 뿐만 아니라 이미 몸속에 쌓인 화학물질들도 면역력을 떨어뜨리는 것으로 추정된다.

피부를 통해 몸속으로 들어온 화학물질은 신장이나 간 기능에 장애를 유발한다. 흡수한 화학물질은 그 양에 상관없이 신장과 간에 부담을 주는 데다 생활용품에 함유된 화학물질의 성분 중에는 신장과 간에 강한 독성을 나타내는 것도 있기 때문이다. 특히 경피독은 음식물과 달리 간에서 해독(초회통과효과)되지 않는다. 매우 복잡한 경로로 체내를 순환하기 때문에 경우에 따라서는 신장이나 간 기능을 손상시키기도 한다.

생활용품의 성분 중에는 발암물질도 있다. 만약 그것을 피부로 흡수하면 언젠가는 신체 특정 부위에 머무르면서 다른 화학물질과 결합하게 될 것이다. 암은 몇 가지 위험 요소가 겹쳐져 발생하는 점에서 우리가 매일 사용하는 생활용품의 경피독 역시 암을 일으키는 한 가지 원인이 될 수 있다.

뇌나 신경에 미치는 영향도 걱정스럽다. 피부로 흡수한 합성화학물질은 지방조직에 쌓이는 성질이 있다. 특히 많은 부분이 지방으로 이루어진 뇌는 다른 신체 부위보다 더 많은 영향을 받을 수 있다.

경피독이 어린이나 여성에게 미치는 영향과 세대 전달 독성

경피독 물질이 쌓여서 일어나는 여러 가지 악영향 중에서 가장 우려되는 것은 부인병의 증가다. 몇 가지 부인병은 화학물질의 범람에 비례하여 발병 수가 급증하고 있다.

부인병 발병에는 여성호르몬의 정상적인 기능을 방해하는 환경호르몬(내분비교란물질)이 관여하는 것으로 지적되고 있다. 환경호르몬은 다양한 경로로 몸속에 들어온다. 생활용품에 함유된 성분

중에도 환경호르몬 작용을 하는 것이 적지 않다. 더구나 생활용품은 매일사용하는 만큼 흡수된 환경호르몬은 몸속에 쌓이기 쉽다. 부인병을 일으키는 원인의 하나로 경피독을 의심하는 이유가 이 때문이다.

신생아의 선천적 이상은 임신 중에 모체가 흡수한 화학물질이나 바이러스가 원인인 경우도 있다. 최근 몇 년간 증가 추세에 있는 정류고환이나 요도하열같은 기형 발병, 뇌 장애 등에는 환경호르몬을 비롯한 모체에 쌓인 화학물질이 큰 영향을 미친 것으로 여겨지고 있다.

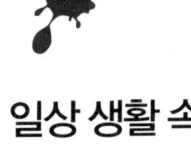

일상 생활 속에 널려 있는
수많은 화학물질들

세탁용 세제

세탁용 세제는 합성세제 중에서 독성이 강한 합성계면활성제를 사용한다. 세탁용 세제는 피부에 직접 닿지 않기 때문에 피부를 통해 독성을 흡수할 위험은 크지 않을 것 같지만 세탁한 의류 표면에 세제가 남아 있는 경우에 주의해야 한다. 직물의 뻣뻣함을 줄이고 부피감을 살리기 위해 의류 표면에 코팅을 하는 섬유유연제에는 독성이 더욱 강한 합성계면활성제를 사용한다.

평소 피부가 약하거나 알레르기 증상이 있는 사람은 합성세제로 세탁한 의류를 입기만 해도 피부에 이상이 나타날 수 있다. 특히 화학물질과민증이 있는 사람은 합성세제로 세탁한 의복을 입은 사람 옆에만 있어도 반응이 일어날 수 있다.

비교적 위험도가 낮은 세탁용 세제인 순비누 세제는 합성계면활성제를 최소한으로 줄이고 천연원료로 만든 비누를 주성분으로 한 것이다.

주방 세제·위생 세제

주부습진은 설거지나 빨래를 하느라 물을 자주 사용하는 주부들에게 많이 일어난다. 합성계면활성제를 자주 사용했을 때 나타나는 피부질환이다. 주부습진을 막으려면 주방 세제나 위생 세제는 되도록 합성계면활성제가 들어 있지 않은 제품을 사용하는 것이 좋다.

샴푸·린스·바디샴푸

시판되는 대부분의 샴푸나 린스, 바디샴푸의 주성분은 합성계면활성제이다. 두피나 성기 주변같이 피부가 얇은 부위는 화학물질 흡수율이 높다. 더욱이 목욕 중에는 피부의 표면 온도가 올라가므로 흡수율은 더욱 높아진다. 이 때문에 우리가 매일 사용하는 샴푸나 린스가 일으키는 경피독이 건강을 해치는 요인으로 작용할 수 있는 것이다.

치약·구강청정제

경피독의 영향을 간과하기 쉬운 것 중 하나가 치약과 구강청정제이다. 시판되는 대부분의 치약에는 샴푸와 마찬가지로 계면활성제를 사용한다. 입속은 점막으로 이루어져 있으므로 각질층이 없다. 즉, 피부 방어 기능이 전혀 작용하지 않는 상태이다. 그런 부위에 합성계면활성제나 유해 첨가물이 함유된 치약을 사용하면 경피독의 영향이 더욱 강하게 나타나게 된다.

어린이용 치약이라고 별다를 것이 없다. 성인용 치약과 동일한 합성계면활성제가 배합되어 있는 데다, 딸기 맛이니 바나나 맛이니 하는 합성향료나 합성감미료까지 첨가되어 있다. 게다가 착색료, 감미료, 보존료 등 유해성이 의심되는 화학물질을 첨가하는 경우도 많다. 경피독의 관점에서 보면 안전한 제품이라고 하기는 어렵다.

화장품

화장수, 유액, 파운데이션 등의 화장품에는 유화제나 보습제로 합성계면활성제를 사용하기도 한다. 미백·보습·노화 억제 효과가 있는 유효 성분을 피부로 흡수시키는 것도 합성계면활성제가 하는 역할이다. 그러나 이때 원하지 않는 착색제, 착향제, 보습제, 보존료 등의 유해 성분마저 피부를 통해 들어온다.

화장품을 광고하는 요란한 선전 문구에 나오는 효과가 진짜 있는 것인지도 의심스럽다. 화장품의 유효 성분은 제품에 따라 배합하는 방법이 제각각인 데다, 어떤 제품에는 극히 소량만 들어 있거나 흡수율이 매우 낮은 것도 있다. 특정 성분이 들어 있다고 해서 그만한 효과가 있을지도 의문이고 그 특정 성분보다 유해한 첨가물이 오히려 더 많이 흡수될 수도 있다. 화장품의 성분 표시를 보면 환경호르몬 작용이 의심되는 화학물질이 배합된 제품도 종종 볼 수 있다.

파마액 · 염모제

파마액과 염모제에는 독성이 강한 여러 종류의 화학물질을 사용한다. 그중 환경호르몬 작용을 하는 것으로 의심되는 것도 있다. 특히 두피는 화학물질 흡수율이 높기 때문에 더 위험하다.

각별히 주의해야 하는 것이 염모제에 사용하는 파라페닐렌디아민(p-phenylen-diamine, PPD)이라는 염료다. 드물게 아나필락시스(anaphylaxis, 항원항체반응으로 일어나는 생체의 과민 반응)라는 강한 쇼크 증상을 일으킬 수 있다.

파마액이나 염모제에서는 코를 쏘는 자극적이고 강한 냄새가 난다. 그만큼 독성이 강하다고 생각해도 된다. 물론 이러한 독성을 고려하여 약제 사용에 주의하는 미용실도 있겠지만 임신 중인 여성은 파마나 염색 모두 삼가는 것이 좋다.

로션류

남성들이 면도 후에 바르는 애프터셰이브 로션에는 세제와 유사한 성분이 배합되어 있다. 화장수, 향수, 탈취제 등은 피부가 얇은 부위에 사용된다. 따라서 이런 제품에 들어 있는 합성향료나 첨가제 같은 유독 화학물질이 피부를 통해 흡수될 수 있다.

또한 목욕 중에는 피부 흡수율이 높아지기 때문에 샴푸나 린스뿐만 아니라 입욕제나 입욕 후에 사용하는 로션의 성분도 염려가 된다. 보습제나 습윤제의 성분 중에도 독성이 들어 있다.

생리용품·종이기저귀

생리용 탐폰이나 생리대, 종이 기저귀는 피부에 직접 바르는 것은 아니지만, 피부 흡수율이 높은 성기에 닿는 것이기 때문에 경피독이 더 강하게 작용할 수 있다.

생리용품이나 종이기저귀의 원료인 종이 펄프는 염소계 표백제를 사용하여 표백·살균하는 경우가 많다. 이런 제품들은 소각 시 다이옥신이 발생하므로 인체에도 영향을 미칠 가능성이 있다. 이와 관련하여 부인병의 하나인 자궁내막증의 발병률과 생리용품에 사용하는 염소계 표백제의 상관성에 관한 연구가 진행되고 있다.

아기가 변을 본 뒤에 닦아주는 물티슈에도 많은 유해화학물질이 함유되어 있다. 보존제, 산화방지제, 보습제 등이 이에 해당한다. 시간이 지나도 촉촉하게 젖어 있고 썩지 않는 이유가 바로 이 첨가물들 때문이다. 화학물질에 저항력이 없는 아기에게는 어떠한 첨가물 성분도 위험할 수 있다.

■■ 생활용품에 들어 있는 유해 성분의 위험성

1 유화제와 습윤제

● 디에탄올아민(Diethanolamine, DEA), 트리에탄올아민(Triethanolamine, TEA) : 샴푸, 린스, 화장품, 의약품의 유화제, 보습 및 유연화제로 사용한다. 몸속에서 니트로소아민이라는 발암물질을 생성하기도 한다. 피부나 점막(구강, 소화관 등)을 자극하며, 만성중독이 되면 간이나 신장을 손상시킬 수 있다.

● 프로필렌글리콜(PG, Propylene Glycol) : 공업용 부동액에도 들어 있으며 세제, 화장품, 의약품, 치약, 소독제, 물티슈, 입욕제 등 다양한 생활용품에 사용한다. 혈액에 들어가면 적혈구를 파괴한다. 염색체 이상을 일으킨다.

2 자외선 흡수제와 자외선 차단제

기초화장용 크림, 파운데이션, 립크림 등에 배합되는 자외선 흡수제나 자외선 차단제에는 독성이 강한 성분이 함유되어 있다.

● 우로카닌산에틸 : 피부로 흡수되면 피부질환이나 알레르기를 일으킬 수 있다. 발암 의심 물질이다.

● 벤조페논(옥시벤존) : 피부를 통해 흡수되면 급성 치사 독성을 나타내는 위험 물질이다. 소량이라도 삼키면 메스꺼움이나 구역질이 일어난다. 다량으로 섭취하면 장기를 손상시킬 위험이 있다. 환경호르몬 작용 물질로 의심된다.

3 착색제

제품에 색을 입히는 성분으로 화장품의 색을 내는 데 사용한다.

● 타르색소 : 피부를 통해 쉽게 흡수되며 피부질환이 알레르기를 일으킬 수 있다. 흑색증을 일으키는 원인 물질이기도 하다.

4 염모제

● 파라페닐렌디아민(p-phenylenediamine, PPD) : 검은색을 내기 위해 사용한다. 독성이 강해 강한 알레르기 반응이 일어날 수 있다. 발암물질이다.

5 형광증백제

세탁물에 잔류하여 섬유를 희게 보이는 효과를 낸다. 형광증백제가 들어 있는 세제로 세탁한 의류를 입으면 경피독의 영향을 받을 수 있다. 특히 신생아나 영유아의 의류, 속옷 등에는 사용하면 안 된다. 찜기 바닥에 깔아서 쓰는 면보 등에도 사용하지 않는 것이 좋다.

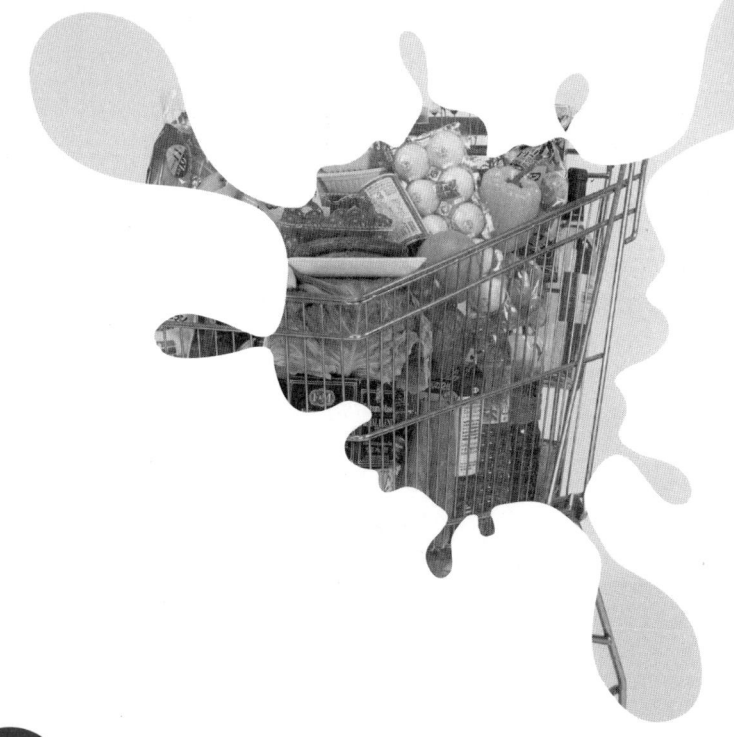

부작용을 유발하는
의약품 속 화학물질

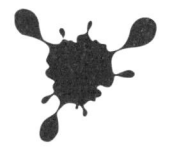

모든 약에는
주작용과 부작용이 있다

약의 기원은 약초학에 있다. 예로부터 약초학을 바탕으로 식물이나 동물, 곤충, 광물 등에서 채취한 성분을 이용해 질병과 상처를 치료하고 예방을 도왔다. 약의 재료가 되는 약초 중에 독성을 가진 것이 있다. 옛 사람들은 목숨을 앗아갈 만한 독이 있는 식물도 사용법에 따라 질병을 고치는 약이 된다는 사실을 알고 있었다. 현대의 의약품 역시 독도 되고 약도 되는 것일까? 먹거나 바르거나 주사하여 몸속으로 흡수된 약은 신체의 조직이나 기관에 작용하여 효과를 낸다. 이러한 작용은 신체 조직을 구성하는 물질과 약의 약효 성분이 화학반응을 일으킨 결과다.

그런데 이때 한 가지 작용만 일어나는 것은 아니다. 약은 신체 기관에서 증상을 억제하여 질병을 치료하지만 신체에 유해한 작용을 하기도 한다. 또는 온몸으로 퍼진 약효 성분이 질병과는 상관없는 기관에까지 불필요한 작용을 할 수도 있다.

예를 들어 코감기 약 가운데는 항히스타민 성분을 함유한 제품이 많은데, 이 성분은 비염이나 코막힘을 억제하면서 이와 전혀 다른 작용인 졸음을 유발한다.

이처럼 증상을 억제하는 등 약의 본래 목적이 되는 작용을 주작용이라고 하고, 목적이 아닌 불필요한 작용을 부작용이라고 한다. 어떤 약이라도 반드시 주작용과 부작용이 있다.

역효과나 유해 작용을 의미하는 부작용의 예로는 '질병을 악화시킨다', '예상치 못한 증상이 나타난다', '회복할 수 없는 후유증을 남긴다' 등이 있다. 본래는 질병을 치료해야 하는 약이 우리 몸에 유해한 '독'이 될 수도 있다는 뜻이다.

항히스타민 성분만 보아도 그렇다. 졸리는 것 자체는 신체에 큰 해가 되지 않겠지만, 약을 먹은 후에 운전을 해야 하거나 집중해서 처리해야 하는 일이 있다면 그때의 졸음은 유해한 작용이나 다름이 없다. 항히스타민제는 불면증을 치료하는 약으로도 쓰이는데 이때는 졸음을 유발하는 작용이 주작용이 된다.

현재 시판되는 의약품은 독성이나 부작용에 관한 검사를 충분히 실시한 제품들이다. 부작용이 강해도 질병을 치료하기 위해서는 어쩔 수 없이 사용해야 하는 약도 있지만 부작용이 미치는 악영향을 최소화하려면 용법과 용량을 지키는 것이 기본이다. 또한 약을 안전하게 효과적으로 사용하고 부작용에 의한 피해를 입지 않으려면 약의 효능과 부작용에 대해 정확하게 알아야 한다.

약의 특성에 의한 부작용

의약품은 개발 단계에서 부작용을 검증하기 때문에 어떤 약에 어떤 부작용이 있는지 대부분 밝혀져 있다. 약을 사용하기 전에는 반드시 약을 처방하는 의사나 약사의 복약 지도를 받고, 약물의 용기나 포장에 기재된 정보와 주의사항, 의약품 설명서 등을 꼼꼼하게 읽어보는 습관을 들이는 것이 좋다. 효과가 없다고 해서 정해진 용량 이상으로 과다 복용하거나 증상이 가라앉았는데도 계속해서 약을 복용하거나 투약 횟수나 간격을 지키지 않아서 증상이 악화되는 것은 약의 특성을 충분히 이해하지 못한 데서 생긴 부작용이다.

음식물 및 다른 약제와 함께 사용할 때 나타날 수 있는 부작용

약도 음식과 마찬가지로 약과 약 사이에 '궁합'이라는 것이 있다. 약을 복용할 때 함께 먹은 음식물이나 다른 약제의 작용으로 약제의 흡수가 방해를 받거나 반대로 약효가 지나치게 강해질 수도 있다. 함께 먹어서 안 되는 약과 음식의 조합으로는 그레이프프루트와 고지혈증 치료제(칼슘길항제)가 잘 알려져 있다. 고지혈증 치료제를 그레이프프루트 주스와 함께 마시면 약제의 혈중 농도가 과다하게 높아져서 혈압이 비정상적으로 낮아지는(저혈압증) 부작용이 나타난다.

두 종류 이상의 약을 복용했을 때 일어나는 부작용을 약의 상호작용이라고 한다. 약의 pH값이나 단백질과의 결합력, 화학반응 등에 의해 서로의 작용을 방해하거나 반대로 효과를 강하게 하는 작용을 말한다.

약의 상호작용에도 셀 수 없을 만큼 많은 종류가 있다. 의사의 처방 없이 개인이 약국에서 여러 종류의 약을 구입하여 복용할 때는 더욱 주의해야 한다. 특히 고혈압이나 당뇨병 약을 상용하는 사람이 주관적 판단으로 다른 약을 함께 복용하면 예상치 못한 상호작용이 일어날 수도 있다. 두 가지 이상의 약물을 함께 복용할 때는 반드시 의사나 약사의 지시를 따르도록 한다.

개인적 조건에 따른 부작용들

알레르기 증상이나 아토피피부염이 있는 사람은 약의 성분이나 효능에 관계없이 알레르기 증상에 따른 부작용이 일어날 수 있다. 약의 성분에 면역 기능이 이상 반응을 일으켜 약의 특성이나 상호작용과는 다른 알레르기 특유의 발진이나 쇼크 증상이 나타난다. 음식물이나 집먼지진드기, 꽃가루 등에 알레르기 반응이 일어난 적이 있거나 아토피피부염으로 진단받은 사람은 약을 복용할 때 위와 같은 점에 주의해야 한다.

어린이나 고령자는 화학물질에 저항력이 약하기 때문에 건강한 성인에게서는 거의 일어나지 않는 부작용이 나타날 수도 있는데 태아는 그런 경향이 더 심하다. 임산부가 약을 복용할 때는 저항력이 매우 약한 태아에게 미칠 영향이나 부작용에 주의를 기울여야 한다. 고령자는 신체 기관의 기능이 떨어져 있기 때문에 때로 예상치 못한 부작용이 나타날 수 있다. 나이보다 젊고 건강했던 고령자가 어떤 질병을 계기로 갑자기 쇠약해지는 일도 있다. 신체 기관의 기능 저하는 겉보기로 판단하기 어렵기 때문에 특별한 주의가 필요하다.

대사에는 효소가 관여하는데, 이러한 체내 효소는 유전적 체질에 따라 사람마다 차이가 있어서 약을 대사하는 속도가 다르고 주작용이나 부작용도 다르게 나타난다. 신장과 체중이 비슷해도 약의 효과나 부작용이 더 강하게 나타나는 사람도 있다. 대사 속도의 차이는 그 사람의 체내 효소의 종류나 양을 분석하면 어느 정도 예측할 수 있다.

인간은 24시간을 주기로 하는 생체 리듬에 많은 영향을 받는다. 약의 작용도 그러한 생체 리듬에 따라 차이가 난다. 생체 리듬은 수면과 각성, 정지와 활동, 내분비 리듬과 관계가 깊다. 예를 들어 염증을 억제하는 부신피질 스테로이드제는 야간에 투여하면 부작용이 심하게 나타난다고 밝혀졌다.

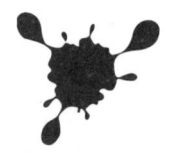

어린이들이 자주 먹는 약에도
독성과 부작용이 있다

성인에 비해 몸집이 작은 어린이는 외부에서 침입하는 세균이나 바이러스에 대한 반응, 약의 작용이 성인과 전혀 다르게 나타날 수 있다. 아이의 연령이나 체중에 따라 용량을 조절해서 사용하는 약제도 있지만 유독 아이들에게만 위험한 부작용이 나타나는 약제도 있으므로 성인용 약제를 함부로 아이에게 사용해서는 안 된다.

특히 시판되는 종합감기약이나 종합위장약처럼 여러 종류의 약효 성분이 배합된 약에는 소아에게 맞지 않는 성분이 들어 있을 수도 있으므로 더욱 주의해야 한다. 아이가 갑자기 열이 나고 배가 아프다고 하면 급한 마음에 집에 있는 약을 먹이기도 하는데, 가정상비약도 소아가 복용하면 부작용이 일어날 수 있기 때문에 평소에 주의해야 한다.

알레르기 증상이나 아토피피부염이 있는 아이들은 보통 부작용이 강하게 나타나지 않는 약에도 과민 반응을 일으킬 수 있다. 의사의 처방 없이도 약국에서 구입할 수 있는 일반의약품은 소아용 약제의 적용 연령을 15세 미만으로 하고 있다. 소아용 약제를 구입할 때는 어린이가 복용한다는 사실과 구체적인 증상, 연령, 체중, 알레르기 유무 등을 약사에게 정확하게 알려야 한다.

어린이에게 위험한 아스피린

와파린 같은 해열진통제에 배합된 아스피린 성분이 들어 있는 약을 어린이가 복용할 경우 라이증후군(Reye syndrome)이라는 부작용이 발생할 수 있다. 이런 이유 때문에 시판되는 소아용 약제나 병원에서 처방하는 소아용 해열진통제에는 대부분 아세트아미

:: 라이증후군(급성뇌증)

급성뇌증은 일반적으로 소아에게 많이 발생하는 질병으로 구토, 의식장애, 경련, 고열 등의 증상이 나타난다. 특히 간이나 다른 장기에 지방이 침착되거나 CT스캔에서 뇌부종이 확인되는 원인 불명의 급성뇌증을 라이증후군이라고 한다. 이런 증상을 보인 환자들 대부분이 급성뇌증이 발생하기 전에 수두나 인플루엔자 등 바이러스성 질환 때문에 해열진통제를 복용했다는 사실이 밝혀지면서 라이증후군의 원인 물질로 아스피린을 의심하게 되었다. 현재는 15세 미만의 소아가 바이러스성 질환에 걸렸을 때는 아스피린이 들어 있지 않은 해열진통제를 처방하도록 하고 있다.

노펜(acetaminophen)이나 이부프로펜(ibuprofen) 같은 부작용이 적은 약효 성분이 배합되어 있다.

아스피린은 약국에서 파는 종합감기약에도 들어 있으므로 성인용 감기약을 소아가 복용해서는 안 된다.

통증이나 구역질을 가라앉히는 성분이 들어 있는 약

마취 효과가 있는 아미노안식향산에틸(ethyl aminobenzoate)은 통증이나 구역질을 가라앉히는 성분이다. 치통·해열진통제, 위통을 억제하는 진경제(근육 경련을 진정시키고, 통증을 멈추기 위해 쓰는 의약품), 치질 치료제, 멀미약 등에 배합되어 있다.

약효가 그다지 강하지는 않지만 드물게 쇼크 증상이나 경련 등의 부작용을 일으킬 수 있다. 특히 영유아가 복용할 경우 혈액 속에서 산소를 운반하는 헤모글로빈의 기능이 저하되는 질병인 메트헤모글로빈혈증으로 전신에 장애가 나타날 수도 있다. 주로 손끝이나 손톱 등의 피부가 검푸르게 변색되는 치아노제(Zyanose) 증상을 보이며 조금만 운동을 해도 숨이 차게 된다.

항히스타민제

염산프로메타진(promethazine hydrochloride)은 통증이나 가려움을 일으키는 히스타민의 작용을 억제하는 항히스타민제의 하나다. 알레르기성비염에 효과가 있다고 하여 비염 약에 배합하는 경우가 많다. 구역질이나 현기증을 억제하는 작용이 있어 멀미약에도 배합한다. 이처럼 다양한 종류의 약에 배합된 염산프로메타진은 소아, 특히 유아가 복용할 경우 위험한 부작용을 일으킬 수 있는 것으로 알려져 있다.

자는 동안 유아의 호흡이 멈추는 유아 수면 시 무호흡 발작이나 갑자기 아기의 심장이 멈추어 사망하는 유아돌연사증후군(sudden infant death syndrome, SIDS)에 염산프로메타진이 관여하는 것으로 의심되고 있다.

이 두 가지 모두 생명과 관련된 심각한 부작용이다. 특히 최근에는 태어난 지 얼마 안 되어 알레르기성비염에 걸리는 아기가 늘고 있기 때문에 더욱 우려된다. 신생아나 유아가 복용하는 약은 반드시 병원에서 처방을 받도록 한다.

염산프로메타진이 들어간 약은 모유 수유 중인 여성도 복용해서는 안 된다. 모유를 통해 염산프로메타진이 아기에게 전해질 수 있기 때문이다. 임신 중이나 수유 중에 약을 복용할 때는 반드시 의사나 약사와 상의해야 한다.

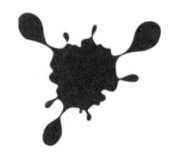

태반을 통과하는 화학물질과
수유 중에 주의해야 하는 약물

임신 중에는 소화기관의 활동이 저하되기 때문에 약을 흡수하는 속도가 느려진다. 반면 세포를 둘러싼 혈액이나 림프액은 평소보다 늘어나기 때문에 약이 전신으로 쉽게 퍼진다.

또한 임신 중에는 약 성분이 단백질과 결합하기 어렵기 때문에 혈액 속에 약 성분이 고농도로 존재하는 특유의 반응이 나타나기도 한다. 즉 임신 중에는 약이 체내로 잘 흡수되지는 않지만 약효나 부작용은 오히려 더 강하게 나타날 수 있다.

여기서 가장 우려되는 부분은 화학물질에 저항력이 전혀 없는 태아에게 미치는 영향이다. 독성 물질이 모체에서 태아로 확산되는 것을 제한하는 혈관 - 태반 관문도 모든 약물의 통과를 저지하지는 못한다. 오히려 많은 약물이 태반을 통과해 태아에게 전달된다. 모체에는 거의 영향을 미치지 않다가 태어난 아기에게 이상이 발생하는 치명적인 부작용이 일어나는 경우도 있다. 특히 태아의 주요 장기가 형성되는 임신 3개월 무렵까지는 약을 사용할 때 태아에게 영향을 미치는지 세심한 주의를 기울여야 한다.

태아기에 작용하여 태아의 기관 형성에 영향을 미쳐 선천적인 이상을 일으키는 성질을 기형유발성(최기형성)이라고 한다. 이 기형유발성은 약의 영향뿐 아니라 영양부족이나 지용성비타민의 과잉 섭취, 어패류에 들어 있는 수은 등의 중금속, 세균이나 바이러스에 의한 감염, 저산소증에 의해서도 나타날 수 있다. 또한 임신 중 알코올 섭취나 흡연, 마약 복용 등도 태아에게 큰 영향을 미칠 수 있다.

임신 후기에 이르면 태아의 신체는 대부분 형성되지만 피부의

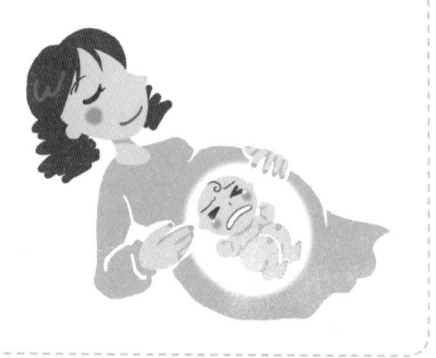

∷ 태아가 화학물질의 영향을 받기 쉬운 이유

1 피부의 방어 기능이 미숙하다.

2 간의 해독·대사 기능이 미숙하다.

3 혈관 – 뇌 관문의 기능이 아직 충분하지 못하다.

4 호르몬 활동에서 비가역적 반응이 나타나기도 한다.

방어 기능, 간의 해독·대사 기능, 혈관 – 뇌 관문과 같은 신체를 방어하는 기능은 아직 불완전한 상태이다. 모체가 흡수한 약의 성분은 태반을 통과하여 태아의 몸속으로 침투할 수 있으므로 유해한 약의 사용은 최대한 피해야 한다.

임신으로 진단받은 그 순간부터 약의 복용에 관해서는 산부인과 의사의 지시에 따라야 한다. 임신 중에는 주관적인 판단으로 약을 복용해서는 안 된다. 만약 질병 때문에 임신 전부터 계속 복용해오던 약이 있다면 담당 의사와 산부인과 의사가 협의하여 신중하게 약을 선택해야 한다.

모유는 하얀 혈액이라고도 한다. 모체의 혈액 속 성분들이 모유에도 들어 있기 때문이다. 약은 혈액을 타고 다니면서 효과를 내기 때문에 그 성분이 모유에 들어가는 것은 당연하다.

신생아나 영유아 때는 간이나 신장의 기능이 완전하게 형성되지 않아서 약의 대사(해독)나 배설 작용이 충분히 이루어지지 못한다. 따라서 모유를 통해 아기의 몸속으로 흡수된 약 성분은 그대로 축적되거나 예상치 못한 유해 작용을 일으킬 수 있다.

병원에서 처방받거나 약국에서 구입할 수 있는 약은 대부분 아기 엄마가 복용할 경우 모유를 통해 아기에게 영향을 미칠 위험이 있다.

수유 중에는 되도록 약을 먹지 않는 것이 안전하지만 꼭 필요하다면 의사나 약사에게 수유 중이라는 사실을 알려서 아기에게 해가 적은 약을 처방받도록 한다. 부득이하게 아기에게 영향을 미칠 수 있는 약을 복용해야 하는 상황이라면 복용 기간에는 수유를 중단하고 분유를 먹이도록 한다.

▪▪ 수유 중 복용에 주의해야 하는 약 성분

1 유아가 혼수상태에 빠질 위험이 있는 성분
항히스타민제 : 염산디펜히드라민, 살리실산디펜히드라민, 탄닌산디펜히드라민, 디멘히드리네이트

2 유아가 신경과민 상태에 빠질 위험이 있는 성분
기관지확장제 : 아미노필린, 테오필린

3 모유가 잘 나오지 않게 하거나 유아의 맥박이 빨라지게 하는 약
진경제 : 로토엑스

4 유아에게 설사를 일으킬 수 있는 성분
변비약 : 센토시드, 센나, 대황, 피마자유

5 유아에게 알레르기를 일으킬 수 있는 성분
해열진통제 : 아세트아미노펜 / 항생제

6 유아에게 메트헤모글로빈혈증을 유발할 수 있는 성분
국소마취제 : 아미노안식향산에틸

7 유아에게 라이증후군을 유발할 수 있는 성분
해열진통제 : 아스피린

8 유아돌연사증후군을 일으킬 수 있는 성분
항히스타민제 : 염산프로메타진

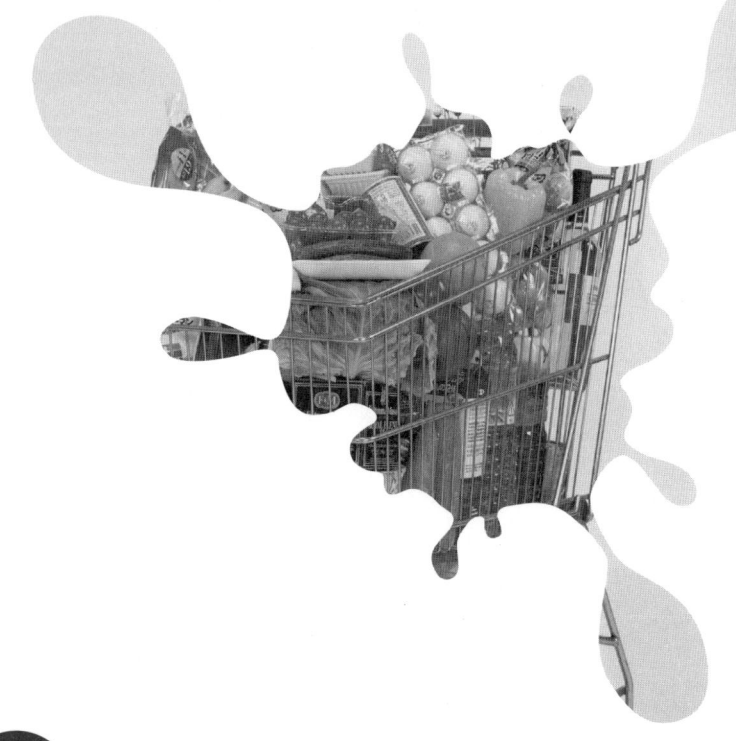

PART
6

검증되지 않은
자연 속 화학물질

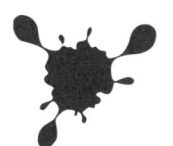

농약, 자연, 가정에 뿌려지는
농약과 살충제의 독성

농약은 농작물(수목, 농산물, 임산물 포함)을 해치는 균, 곤충, 응애 (거미강 진드기목 가운데 후기문아목metastigmata을 제외한 거미류의 총칭), 선충, 바이러스, 잡초와 그 밖에 병해충을 방제하거나 농작물의 생리기능을 증진하거나 억제하기 위해 사용하는 약제이다. 다시 말해 농약은 생물의 접근을 막거나 번식을 억제하고 죽이는 화학물질이다. 농약에는 살균제, 살충제, 제초제 외에도 해충의 증식을 억제하는 불임화제, 해충을 유인하여 죽이는 유인제, 해충이 오지 못하게 하는 기피제 등이 있다.

농약은 처음부터 독을 목적으로 만든 화학물질이라는 점에서 다른 화학물질과는 다르다.

농작물의 병충해는 인류가 경작 활동을 해온 역사만큼 오래된 문제다. 예전에는 콩과 식물인 데리스의 뿌리에서 추출한 로테논(rotenone)이나 제충국(除蟲菊) 꽃에 들어 있는 피레트린(pyrethrin) 같은 천연 원료로 만든 농약을 사용했다. 그러나 지금은 비용이 저렴하고 안정적으로 제조할 수 있다는 이유로 석유로 만든 합성 화학물질을 원료로 제조하는 것이 일반적이다.

화학적으로 합성하여 만든 농약은 생분해도가 낮고 몸속에 흡수되면 쉽게 축적되는 성질이 있다. 이 때문에 반복해서 흡수하면 체내에 농축된다(생물농축성). 자신의 손으로 직접 농약을 다루지 않는다고 해도 우리 생활 곳곳에서 농약을 찾기란 어렵지 않다.

농약이 농작물이나 토양, 하천 등에 남아 환경을 오염시키는 것도 문제지만 채소나 식육 등에 남아 식탁과 건강을 위협하는 것도 매우 심각한 문제다.

재배 과정에서 살포한 농약은 농작물 표면에만 부착되는 것이 아니라 일부는 농작물 내부로 침투한다. 잎, 줄기, 뿌리로 흡수된 농약이 농작물 안에 쌓이면 아무리 잘 씻어도 제거되지 않는다.

현미는 보통 배아 쪽에서 잔류 농약이 고농도로 검출되고 과일은 과육보다 껍질에서 농약의 잔류 농도가 더 높다. 농약까지 먹지 않으려면 도정을 하거나 깨끗이 씻고 과일은 껍질을 벗겨서 먹는 것이 효과적이다. 그러나 이미 먹는 부위까지 침투한 농약은 이런 방법으로는 제거할 수 없다.

수확 후에 농작물의 품질을 유지하기 위해 다시 농약을 치는 경우가 있다. 이때 사용하는 농약을 포스트하비스트(post-harvest) 농약 또는 수확 후 처리 농약이라고 한다. 농작물의 부패, 곰팡이 발생, 충해, 발아 등을 막고 관리나 운송의 편의를 위해 사용한다. 일본에서는 수확 후에 농약을 치는 것을 원칙적으로 금지하고 있다. 그러나 일부 수입 농산물에서는 사용 금지된 농약이나 미등록 농약, 수확 후 처리 농약 등이 검출되기도 한다.

최근 들어 말썽이 많은 중국산 채소에서는 잔류 허용 기준을 크게 웃도는 농약이 검출된 적이 있고 중국에서도 많은 중독 환자가 나오고 있다. 2002년에는 브로콜리와 부추에서 잔류 허용 기준을 넘는 양의 디클로르보스(DDVP), 클로르피리포스(chlorpyrifos), 펜발러레이트(fenvalerate) 등이 검출되었다. 자국이나 수입국에 끼치는 엄청난 피해와 지구 전체에 끼치는 환경오염이 더 이상 확산되지 않도록 즉각적인 개선이 필요하다.

가정에서 흔히 사용하는 일부 살충제(일례로 에프킬라)나 방충제에도 독성이 매우 강한 농약 성분이 들어 있다. 현대 생활에서는 농약을 무조건 멀리할 수만은 없다. 그러나 농약이 독성을 지닌 화학물질인 것은 분명하다. 농약은 처음부터 해충을 죽일 목적으로 만들어낸 약품이므로 그 독성이 식물이나 작은 동물 그리고 인간의 건강에까지 해를 미치는 것은 어쩔 수 없는 일이다. 그래서 더더욱 농약의 독성에 대해 잘 알고 있어야만 한다.

제충국(국화과의 여러해살이풀)의 꽃에 함유된 살충 성분인 피레트린(pyrethrin)과 구조가 동일한 화합물군을 피레트로이드(pyrethroide)라고 한다. 이 성분은 곤충 신경세포의 나트륨 통로에 작용하여 마비를 일으켜 죽게 한다. 현재는 화학적으로 합성한 피레트로이드를 모기향이나 분무형 살충제 같은 가정용 살충제의 주성분으로 널리 이용하고 있다. 인체에 피레트로이드가 흡수되면 메스꺼움, 구토, 설사, 귀울림, 과면증(過眠症) 등의 급성 중독 증상이 일어날 수 있다. 심해지면 호흡 장애나 몸이 떨리는 증상이 나타난다. 경우에 따라서는 피부과민증, 기관지천식, 비염, 결막염이 생기기도 한다.

피레트로이드는 제충국의 성분인 피레트린보다 잔류성이 높은 것이 특징이다. 실내에서 분무형 살충제를 사용할 경우 호흡을 통해 체내에 축적될 수 있고, 스프레이제나 훈연제가 식품이나 식기에 묻으면 입을 통해 흡수될 수도 있다. 특히 퍼메트린(permetrin)은 부착성과 잔류성이 높기 때문에 집 안에서 사용할 때는 각별히 주의해야 한다.

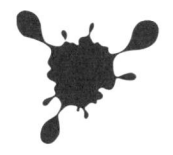

논란이 되고 있는
유전자변형식품

세계 인구는 2050년이 되면 100억 명에 이를 것으로 예상된다. 한정된 생산량의 농산물로는 식량 위기를 피할 길이 없다. 그래서 개발된 것이 유전자변형농산물이다. 유전자재조합기술은 본래 어떤 특정 생물의 유전자를 대장균 등에 이식하고 이를 증식해서 유전자 정보를 발현시키는 기술이다. 인슐린이나 인터페론을 합성함으로써 실용화되었고, 그 기술을 농업과 식품 관련 제품에 응용하면서 유전자재조합식품이 등장하게 되었다.

교배에 의한 품종개량으로 우수한 품종을 만들려면 많은 시간이 필요하다. 그러나 유전자재조합기술을 이용하면 원하는 품종을 단시간에 만들 수 있다. 그러나 이 신기술로 탄생한 유전자변형농산물과 이를 주요 원재료로 사용하여 제조·가공한 유전자재조합식품이 과연 식품으로서 안전한지, 환경에도 영향을 미치지 않는지는 아직 검증되지 않았다. 그 때문에 소비자들 사이에 불안이 확산되고 있다.

유전자재조합식품이 논란의 대상이 되는 이유는 무엇일까? 재조합한 유전자와 재조합 과정에 사용한 재료가 인간이나 동식물, 환경에 어떠한 영향을 미칠지 아직 불명확한 점이 많기 때문이다. 유전자변형농산물의 꽃가루를 옮기던 벌들이 수명이 짧아지고 학습장애가 나타났다는 보고도 있다. 해충뿐 아니라 인간에게 이로운 익충마저 죽게 만드는 등 생태계에 미치는 악영향이 드러나고 있는 것이다.

:: 유전자재조합을 이용한 식품

1 제초제 내성 농산물과 식품의 예
- **대두** 식용유, 두부, 간장, 사료
- **유채 씨** 식용유, 비료 등
- **옥수수** 사료, 옥수수녹말 등
- **면화** 식용유

2 살충성 농산물과 식품의 예
- **감자** 감자튀김 등
- **옥수수** 사료, 옥수수녹말 등
- **면화** 식용유

:: 유전자재조합식품을 구별하는 법

제품을 구매할 때 제품의 주표시면 또는 뒷면의 원재료 명에서 유전자 재조합 표시 여부를 확인한다. 유기농으로 표시된 것을 고른다. 국내 및 국제적으로도 유기농 제품에는 유전자변형농산물을 원료로 사용하지 못하도록 규정되어 있다. 유전자재조합을 허가하지 않은 농산물로 만든 식품을 고른다. 예를 들어 콩기름이나 옥수수기름 대신 올리브유나 참기름을 선택한다.

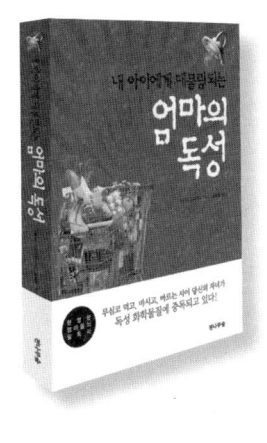

내 아이에게 되물림되는 엄마의 독성

이나즈 노리히사 稲津 敎久 지음 | 윤혜림 옮김
280쪽 | 신국판 | 전나무숲 | 13,000원

'세대 전달 독성'의 위험성을 파헤친 보고서

PART 1 눈에 보이지 않는 화학물질의 치명적 독성
– 집, 학교, 야외 그 어느 곳도 안전하지 않은 오염된 환경

화학물질을 문제 삼는 이유 • 산업혁명과 함께 시작된 환경오염 •편리함이 가져다준 예상치 못한 결과 • 병을 일으키는 생활환경의 조성 • 아이에게 대물림되는 세대 전달 독성• 독성시험으로도 파악되지 않는 위험성 • 주의해야 할 역U자 현상 • 인류를 위협한 독성물질 사건들 • 알레르기, 아토피로 고통받는 아이들 • 건강기능식품도 결국은 화학물질• 더 이상 안전하지 않은 학교와 집

PART 2 엄마의 몸에서 태아의 몸으로 전달되는 독성
– 태반을 통해 주입되는 발암, 독성물질들의 공포

생물의 호르몬 작용을 교란하는 환경호르몬 • 10억분의 1g의 적은 양도 독성을 나타낸다 • 환경호르몬이 몸속에서 일으키는 비정상적인 생체 반응 • 야생동물에게서도 일어나는 생식 이상 • 세대 전달 독성이 유발하는 각종 발달장애 • 일상적으로 접촉할 수 있는 무서운 화학물질 • 태반을 통해 축적된 금속의 환경호르몬 작용 • 태아의 선천적 장애와 '올 오어 논'의 법칙 • 뇌발달장애, 신경계 장애로 태어난 아기들 • 모유에 들어 있는 오염물질, 다이옥신 • 세대 전달 독성은 '유전'이 아니라 '전달'되는 것이다 • 독성이 유발하는 다양한 건강 장애들

독성화학물질로 인한 가장 최악의 결과는 기형과 희귀병의 유발이다.
식품의 부패와 변질을 막기 위해 사용되는 산화방지제와 보존료에도
암을 유발하거나 환경호르몬 작용을 할 수 있는 화학물질이 들어 있다!

PART 3 발육장애를 일으키는 식품 속 화학물질

간이 모든 독성을 해독할 수 있는 건 아니다 • 알고는 먹지 못하는 식품 속 화학물질 • 석유를 원료로 한 화학조미료의 마술 • 가공식품에 넣는 색소, 발색제, 표백제가 염색체 이상을 일으킨다 • 장점만 가지고 있다는 인공감미료의 실상 • 산화방지제와 보존료가 인체에 미치는 해악 • 예부터 써온 식품첨가물도 모두 안전하지는 않다 • 좋은 곰팡이와 나쁜 곰팡이를 구분할 줄 아는 지혜 • 전염병과 감염을 일으키는 식품 속 세균과 바이러스 • 천연 식재료도 과하면 독이 된다 • 치명적인 버섯의 독 • 즐겨 먹는 해산물에도 독이 있다 • 암, 동맥경화, 노화를 촉진하는 기름의 독성

PART 4 복합오염을 일으키는 생활용품 속 화학물질
– 피부로 파고드는 화장품, 합성세제, 계면활성제의 독성

화장품과 세제의 독성 화학물질 • 피부로 흡수된 화학물질이 온몸으로 퍼진다 • 경피독의 흡수를 촉진하는 합성계면활성제 • 석유에서 만들어지는 생활용품 성분의 진실 • 주부습진에서부터 뇌장애까지 일으키는 세대 전달 독성 • 주방과 욕실에 널려 있는 수많은 화학물질들 • '무첨가', '천연'이라고 무조건 안심할 수는 없다 • 무엇을 넣는지는 기업만이 알고 있다 • 식물성 천연 성분에도 들어 있는 독소

PART 5 기형을 유발하는 의약품 속 화학물질
– 해열진통제, 항생제, 아토피약이 아이의 몸을 병들게 한다

모든 약에는 주작용과 부작용이 있다 • 부작용을 일으키는 다양한 환경과 조건들 • 약의 독성으로 유발된 사건들 • 어린이들이 자주 먹는 약에도 독성이 있다 • 쇼크, 경련, 유아돌연사의 원인이 되는 소아용 약제의 부작용 • 태반까지 통과하는 화학물질들 • 수유 중에는 반드시 주의해야 하는 약들 • 알레르기, 아토피 질환 치료제는 단지 증상을 가라앉힐 뿐 • 어린이 성장 장애를 초래하는 항생제 남용

PART 6 희귀병을 유발하는 자연 속 화학물질
– 살충제, 제초제, 유전자변형에 의한 자연의 오염

농약, 자연에 뿌려지는 생활 속 독약 • 세계적으로 사용을 금지하는 잔류성 유기염소계 농약 • 해충을 죽이려고 만든 농약이 인간을 죽인다 • 아직도 검증되지 않은 농약의 독성 • 기형과 암, 불임을 유발하는 농약 • 가정용 살충제의 정체 • 함부로 쓰면 안 되는 해충 기피제 • 심각해져온 식품 오염 • 논란이 되고 있는 유전자변형식품

건강한 삶 좋은 생활이야기

〈건강한 삶, 좋은 생활이야기〉는 건강 멘토 도서출판 전나무숲에서 그동안 출간한 도서들 가운데 독자들에게 큰 사랑을 받은 건강·의학 도서를 선정하여 재구성한 시리즈입니다. 이번 시리즈를 통해 가정에서 활용 가능한 유익한 건강 지식을 좀 더 쉽고 일목요연하게 만나보실 수 있습니다.

내 아이에게 대물림되는 엄마의 독성

초판 1쇄 발행 ㅣ 2015년 6월 8일
초판 4쇄 발행 ㅣ 2019년 7월 8일

지은이   ㅣ 이나즈 노리히사
옮긴이   ㅣ 윤혜림
펴낸이   ㅣ 강효림
펴낸곳   ㅣ 도서출판 전나무숲 檜林
출판등록 ㅣ 1994년 7월 15일·제10-1008호
주소   ㅣ 03961 서울시 마포구 방울내로 75, 2층
전화   ㅣ 02-322-7128
팩스   ㅣ 02-325-0944
홈페이지 ㅣ www.firforest.co.kr
이메일   ㅣ forest@firforest.co.kr

ISBN ㅣ 978-89-97484-45-4 (14510)
ISBN ㅣ 978-89-97484-43-0 (세트)